Deenadayal Dasari
Nabeelah Naeem
Vyshanavi Bommakanti

Estroboscopia nas lesões da laringe

Deenadayal Dasari
Nabeelah Naeem
Vyshanavi Bommakanti

Estroboscopia nas lesões da laringe

ScienciaScripts

Imprint
Any brand names and product names mentioned in this book are subject to trademark, brand or patent protection and are trademarks or registered trademarks of their respective holders. The use of brand names, product names, common names, trade names, product descriptions etc. even without a particular marking in this work is in no way to be construed to mean that such names may be regarded as unrestricted in respect of trademark and brand protection legislation and could thus be used by anyone.

Cover image: www.ingimage.com

This book is a translation from the original published under ISBN 978-3-330-35146-2.

Publisher:
Sciencia Scripts
is a trademark of
Dodo Books Indian Ocean Ltd. and OmniScriptum S.R.L publishing group

120 High Road, East Finchley, London, N2 9ED, United Kingdom
Str. Armeneasca 28/1, office 1, Chisinau MD-2012, Republic of Moldova, Europe
Printed at: see last page
ISBN: 978-620-7-61043-3

ÍNDICE DE CONTEÚDOS

ABREVIATURAS

ECM	Extra Cellular Matrix
HA	Hyaluronic Acid
VF	Vocal Folds
FLP	Flexible Videolaryngoscopy
LPR	Laryngopharyngeal Reflux
HPE	Histopathological Examination
HSV	High Speed Video-endoscopy

INTRODUÇÃO

A voz é o resultado de um fenómeno fisiológico extremamente complexo, multidimensional e variável. É o resultado de um sistema vibratório aerodinâmico e acústico. Devido a estas complexidades na produção da voz, não é raro encontrar algum grau de aperiodicidade mesmo nas vozes normais.

Mesmo uma pequena alteração na anatomia das cordas vocais pode alterar a qualidade da voz, que se apresenta mais frequentemente como rouquidão. Este é o principal sintoma das doenças da laringe.

A avaliação da anatomia das pregas vocais, da mucosa e do movimento grosseiro pode ser efectuada enquanto se iluminam as pregas vocais com uma fonte de luz constante. Mas a avaliação da vibração das pregas vocais requer uma tecnologia de imagem especial para "desacelerar" a vibração para avaliação. Atualmente, a técnica mais utilizada para a avaliação das características vibratórias das pregas vocais é a videoestroboscopia, que se tornou um componente aceite e essencial da avaliação global dos distúrbios da voz

O objetivo deste trabalho é estudar o papel da estroboscopia no diagnóstico das lesões das cordas vocais e as vantagens que oferece em relação à visualização da laringe com fonte de luz contínua.

OBJECTIVOS E METAS

1. Avaliar a utilização da videoestroboscopia no diagnóstico das lesões das cordas vocais

2. Estabelecer uma correlação entre o diagnóstico clínico fornecido pela videolaringoscopia rígida e flexível e pela videoestroboscopia e os achados intra-operatórios e o diagnóstico histopatológico final

CAPÍTULO 1
<u>REVISÃO DA LITERATURA</u>

A rouquidão é o principal sintoma das doenças da laringe(1).

<u>ANATOMIA DA LARINGE:</u>

A laringe é uma passagem de ar, um esfíncter e um órgão de fonação. Estende-se desde a base da língua até à traqueia. Em repouso, situa-se em frente à terceira a sexta vértebras cervicais nos homens adultos, embora seja um pouco mais elevada nas crianças e nas mulheres adultas(2).

<u>EMBRYOLOGIA:</u>

O primórdio respiratório aparece no assoalho do intestino anterior na quarta semana de vida gestacional. A laringe começa como um divertículo em forma de fenda da faringe primitiva(3).

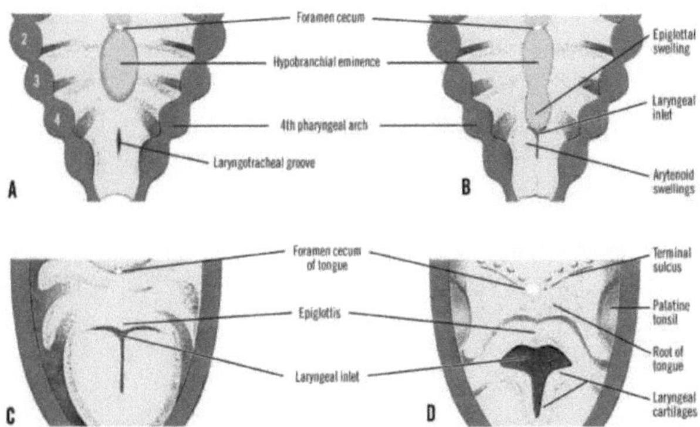

Figura 1 Embriologia da Laringe

Entre a quinta e a sexta semanas aparecem três tumefacções no aditus laríngeo. Um inchaço anterior, que é provavelmente um derivado da eminência hipobranquial do quarto arco, forma a futura epiglote.

O lúmen laríngeo fica ocluído às 8 semanas de idade gestacional como resultado da proliferação epitelial. A recanalização ocorre durante a décima semana (Fig.1). A formação das pregas vocais e vestibulares está relacionada com a condensação do mesênquima. As cartilagens laríngeas desenvolvem-se a partir do mesênquima dos arcos branquiais. A cartilagem tiroide desenvolve-se a partir do quarto arco, quando duas placas laterais se encontram na linha média. Os músculos intrínsecos da laringe desenvolvem-se a partir do mesênquima do quarto e sexto arcos (4).

5

ANATOMIA GROSSA:

A estrutura esquelética da laringe é formada por uma série de cartilagens interligadas por ligamentos e membranas fibrosas, e movidas por vários músculos. (Fig. 2) As cartilagens laríngeas são as cartilagens cricoide simples, tiroide e epiglótica, e as cartilagens aritenoide, cuneiforme, corniculada e tritiforme (2).

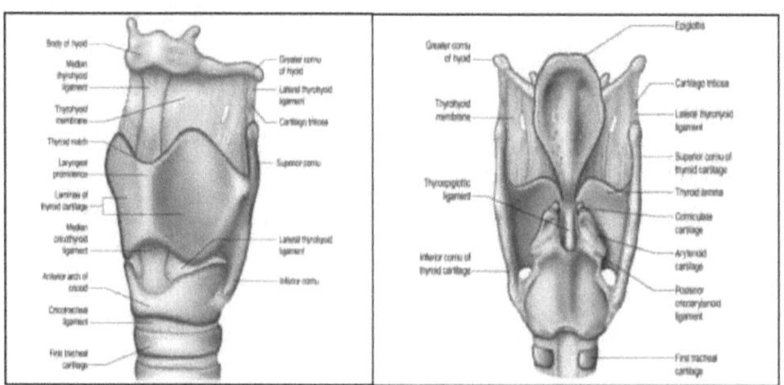

Figura 2 Vista ântero-lateral e posterior das cartilagens da laringe

As cartilagens corniculada, cuneiforme, tríplice e epiglótica e os ápices da aritenoide são compostos por fibrocartilagem elástica. As cartilagens tiroide, cricoide e a maior parte das aritenóides são constituídas por cartilagem hialina (2).

<u>MEMBRANAS EXTRÍNSECAS</u>:

a) Membrana tirohióide

b) Membranas hioepiglótica e tireoepiglótica

c) Membrana cricotraqueal

Os ligamentos extrínsecos da laringe ligam as cartilagens laríngeas ao hioide acima e à traqueia abaixo (5).

<u>MEMBROS INTRÍNSECOS</u>: Os ligamentos intrínsecos da laringe ligam as cartilagens laríngeas entre si; reforçam a cápsula das articulações intercartilaginosas. (Fig. 3) São eles:

a) Membrana do Quadrilátero Superior

b) Cone elástico inferior.

A membrana quadrilateral superior estende-se entre a borda lateral da epiglote e as cartilagens aritenóides e a sua margem superior forma a estrutura da prega ariepiglótica e a margem inferior é espessada para formar o ligamento vestibular subjacente à prega vestibular.

A parte inferior contém muitas fibras elásticas e é designada por ligamento crico-vocal, ligamento cricotiroideu ou cone elástico, que se encontra ligado, em baixo, à borda superior da cartilagem cricoide e, em cima, é esticado entre a superfície interna do ponto médio da proeminência laríngea da cartilagem tiroide, anteriormente, e o processo vocal das aritenóides, atrás. O bordo superior livre desta membrana constitui

o ligamento vocal a <u>estrutura da prega vocal (2)(5)</u>.

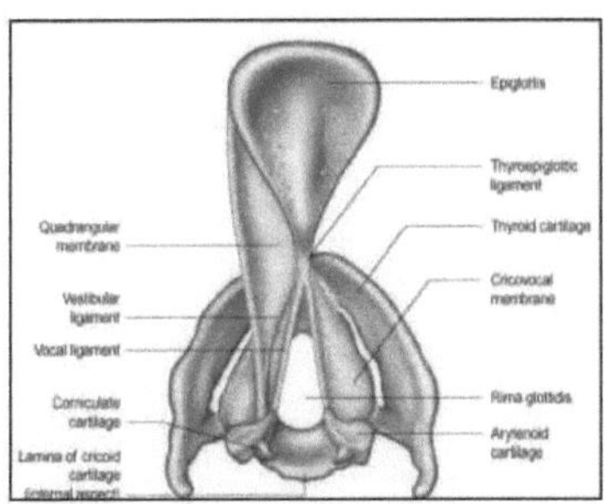

Figura 3 Membranas da Laringe

<u>MÚSCULOS LARÍNGEOS</u>: Os músculos da laringe podem ser divididos em grupos extrínsecos e intrínsecos. Os músculos extrínsecos incluem os músculos da alça infra-hioide, ou seja, tiro-hioide, esterno-tiroideu e esterno-hioide, e o músculo constritor inferior da faringe. Os músculos extrínsecos podem afetar o tom e o timbre da voz, elevando ou baixando a laringe.

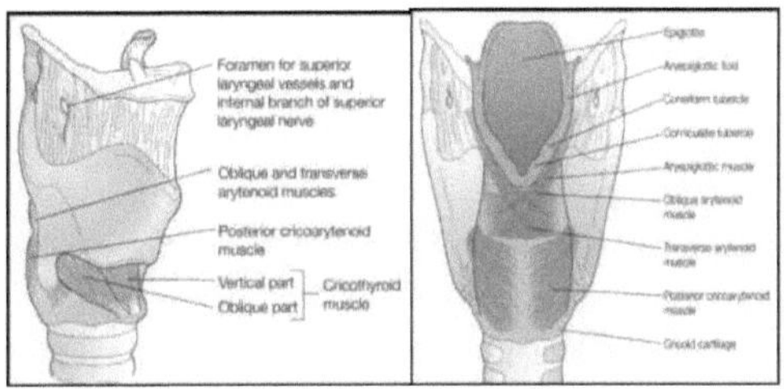

Figura 4 Músculos da Laringe

Os músculos intrínsecos são: cricotiroideu, cricoaritenóideo posterior e lateral, aritenóideo transverso e oblíquo, ariepiglótico, tireoaritenóideo e sua parte subsidiária, vocal e tireoepiglótico. Todas as aritenóides, exceto a transversal, são emparelhadas. Todas as

os músculos encontram-se externamente, exceto o músculo cricotiroideu, que se encontra na face externa da

laringe(2)(5)

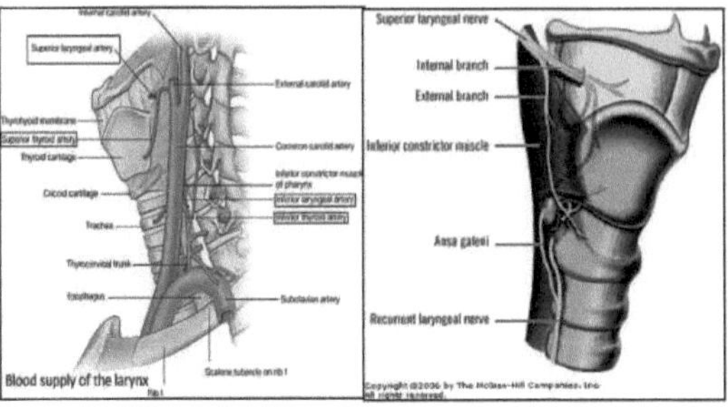

Figura 5 Suprimento arterial e nervoso da laringe

De acordo com as suas acções, existem três tipos de músculos - os abdutores, os adutores e os tensores. Os adutores são compostos pelos músculos cricoaritenóideo lateral, interaritenóideo, aritenóideo oblíquo e tireoaritenóideo. O único abdutor da laringe é o músculo cricoaritenóideo posterior. Os tensores são compostos principalmente pelo músculo cricotireóideo e pelos músculos tireoaritenóideos (5).

As cricoaritenóides posteriores e laterais e as aritenóides oblíquas e transversais variam as dimensões da rima glótica. As cricotiroides, as cricoaritenóides posteriores, as tireoaritenóides e a voz regulam a tensão dos ligamentos vocais. Os músculos aritenóides oblíquos, ariepiglóticos e tireoepiglóticos modificam a entrada da laringe (2)(5)

A irrigação sanguínea da laringe provém principalmente das vias superior e inferior artérias laríngeas (Fig. 5). As veias que saem da laringe acompanham as artérias (2)(5).

Os vasos linfáticos que drenam a parte supraglótica da laringe acima das cordas vocais acompanham a artéria laríngea superior, perfuram a membrana tiro-hioideia e terminam nos gânglios linfáticos cervicais profundos superiores.

A laringe é inervada pelos ramos interno e externo do nervo laríngeo superior, pelo nervo laríngeo recorrente e pelos nervos simpáticos (2).(Fig. 5, 6)

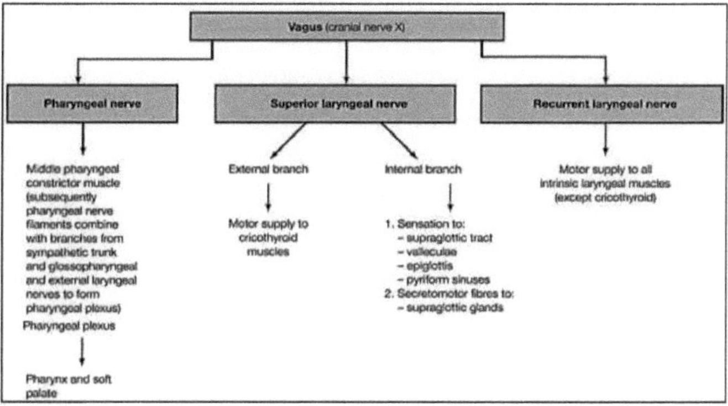

Figura 6 Suprimento nervoso da laringe

A mucosa da laringe é de dois tipos: pseudo-estratificada de células colunares ciliadas

epitélio (respiratório) e epitélio de células escamosas. Grande parte da laringe é revestida

Five-layered schema		Body-Cover-Model	
Epithelium		Mucosa	Cover
Lamina propria	Superficial Layer		
	Intermediate Layer	Vocal Ligament	Transition
	Deep Layer		
M. Thyroarytaenoideus		Muscle	Body

Figura 7 Modelo de cobertura do corpo da prega vocal

pelo epitélio respiratório; no entanto, a porção superior da epiglote, as porções superiores

das pregas ariepiglóticas e as bordas livres das pregas vocais são revestidas por epitélio de

células escamosas. Por baixo deste epitélio de revestimento encontra-se uma membrana basal

variável e, a separá-las, uma camada de estroma fibroso frouxo. Deve-se notar que esta camada

fibrosa frouxa está ausente nas pregas vocais verdadeiras e na superfície laríngea da epiglote(6).

As pregas vocais estendem-se desde o meio do ângulo da cartilagem tiroide até ao

processo vocal das cartilagens aritenóides e, subjacente a estas, encontra-se o bordo superior do

cone elástico. Cada prega é uma estrutura em camadas (7).

Do superficial para o profundo, são o epitélio, a lâmina própria (três camadas) e o músculo vocal. Hirano dividiu estas camadas de acordo com um CONCEITO DE CORPO-COBERTURA (Fig. 7, 8). A cobertura consiste no epitélio sobrejacente e na camada superficial gelatinosa da lâmina própria (espaço de Reinkie). O corpo é constituído pelo músculo vocal, que ele comparou a elásticos grossos. Entre estes existe uma zona de transição composta pelas camadas intermédia (elástica) e profunda (colagénica) da lâmina própria. As camadas intermédia e profunda constituem o ligamento vocal. De acordo com este conceito, as pregas vocais consistem num vibrador de várias camadas com rigidez crescente desde a cobertura até ao corpo (7).

As quatro camadas superiores, conhecidas coletivamente como a membrana mucosa, são controladas pela vibração passiva do slurring. É através da compreensão da estrutura em camadas das pregas vocais e das suas alterações fisiológicas durante a fonação que se podem determinar as decisões de gestão relativas à produção da voz. A maioria das lesões benignas da laringe, tais como pólipos, nódulos e quistos das pregas vocais, desenvolvem-se na camada superficial da lâmina própria (7)

A cobertura é maleável, elástica e não muscular, enquanto o corpo é mais rígido e tem propriedades contrácteis activas que permitem ajustar a rigidez e a concentração da massa.

A onda mucosa ocorre principalmente nesta cobertura solta da prega. Mudanças na rigidez ou tensão da prega alteram a onda mucosa (8).

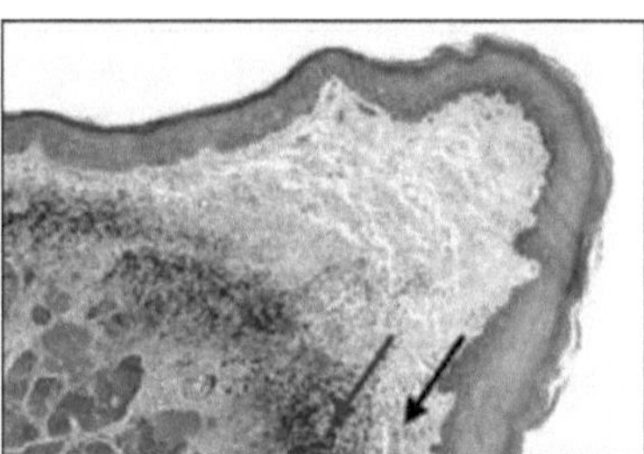

Figura 8 Histopatologia das cordas vocais

Os três quintos anteriores das cordas vocais situam-se entre as pregas vocais e são designados por parte inter-membranosa da corda. Os restantes dois quintos posteriores situam-se entre os processos vocais da aritenoide e são designados por porção intercartilaginosa (7). A estrutura estratificada da prega vocal não é uniforme em todo o seu comprimento. A proporção anterior e posterior (comprimento) da porção intermembranosa para a intercartilaginosa é de 3 para 2; entretanto, a proporção das áreas de secção transversal definidas por elas é de 2 para 3 (6).

Stephen Gray demonstrou uma estrutura complexa da membrana basal entre o epitélio e a camada superficial da lâmina própria. Ilustrou que a membrana basal e o epitélio estão ligados à camada superficial da lâmina própria através de uma série intrincada de anéis de colagénio de tipo VII. Estas alças emanam e regressam à membrana basal

membrana. O colagénio de tipo III passa através delas (Fig. 9A) (9).

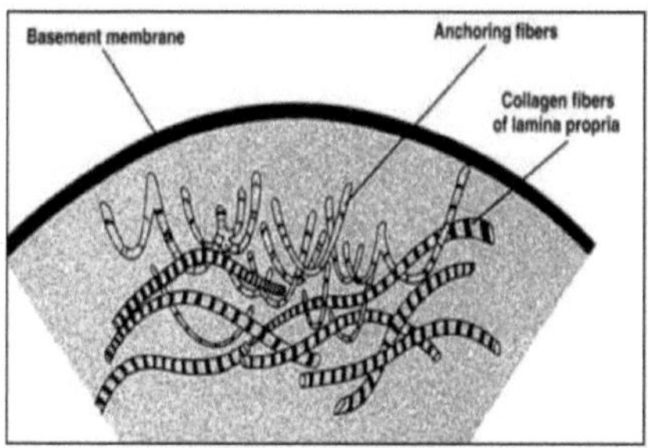

Figura 9A Microscopia eletrónica das cordas vocais

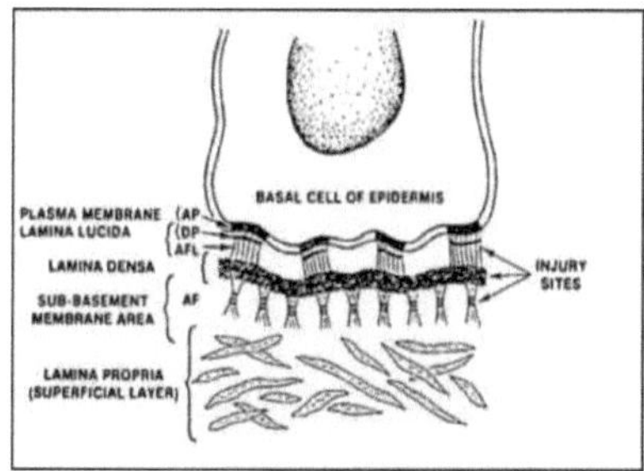

Figura 9B Microscopia eletrónica das cordas vocais; placas de fixação (AP);

Placa densa sub-basal (DP); Filamentos de ancoragem (AFL); Fibras de ancoragem (AF)

Esta disposição fixa a zona da membrana basal à camada superficial da lâmina própria, mas permite o estiramento passivo durante a vibração. Em estados de doença, a zona da membrana basal alarga-se significativamente. Nas lesões que são clinicamente designadas por pólipos, o colagénio tipo IV na zona da membrana basal aparece menos pronunciado do que no estado saudável (10). É o local das enormes forças de cisalhamento na prega vocal humana que ocorrem durante a vibração da prega vocal (Fig. 9B).

Os vasos sanguíneos entram na prega vocal anterior e posteriormente. Os vasos correm paralelamente ao eixo longitudinal da prega. Esta disposição permite que a cobertura vibre sobre o corpo sem colocar forças excessivas de estiramento ou cisalhamento nos vasos. A microscopia eletrónica demonstrou a presença de várias derivações arterio-venosas na microcirculação da prega vocal. Estes podem permitir a autorregulação do fluxo sanguíneo para esta área (10).

As propriedades viscoelásticas da lâmina própria das pregas vocais humanas são essenciais para a sua vibração e dependem da composição e da estrutura da sua matriz extracelular

(ECM). O ácido hialurónico (HA) presente na ECM contribui para a manutenção de uma viscosidade óptima do tecido que permite a fonação. Também mantém a rigidez ideal do tecido, permitindo o controlo da frequência. O CD44 é um recetor de superfície celular para o AH (11)

Os homens e as mulheres têm tamanhos diferentes de pregas vocais. As vozes masculinas adultas são geralmente mais graves e têm pregas maiores (17,5 mm-25 mm de comprimento) do que as pregas vocais femininas (12,5 mm e 17,5 mm de comprimento). As pregas são de cor branca nacarada - mais brancas nas mulheres do que nos homens. A estrutura em camadas da lâmina própria não está presente na primeira infância e só se desenvolve completamente após a puberdade (12). Os factores genéticos podem causar variações entre membros do mesmo sexo.

FUNÇÕES DA LARINGE:

A laringe tem várias funções; as três funções mais importantes da laringe são as seguintes:

1. Proteção das vias respiratórias: a laringe é um esfíncter completo que actua para proteger as vias respiratórias superiores da saliva e dos alimentos.

2. Válvula de pressão: a laringe tem a função de fechar as vias respiratórias para impedir a entrada ou saída de ar, o que é crucial para o ato protetor da tosse.

3. Produção de som/voz: esta é principalmente a função dos músculos da laringe, que actuam para regular as propriedades mecânicas das pregas vocais e, assim, causar

vibrações que, por sua vez, criam o som (7)

FUNÇÃO NA FONAÇÃO

A fonação é a produção de som por vibração das pregas vocais (13).

Em 1950, Husson apresentou a *hipótese neurocronáxica*, que defendia que as vibrações glóticas eram causadas por impulsos rítmicos nos nervos da laringe, sincronizados com a frequência do som produzido, de modo que cada ciclo vibratório era causado por um impulso neural separado. Esta hipótese é fisiologicamente impossível. É atualmente aceite que a interação das forças aerodinâmicas e as propriedades mecânicas dos tecidos laríngeos são responsáveis pela geração do som vocal (14).

Quando a laringe está em repouso e a respiração é calma, as pregas vocais abduzem-se na inspiração e aduzem-se ligeiramente na expiração. Movimentam-se ligeiramente para cima e para baixo, acompanhando a saída e a entrada do ar respiratório, enquanto a laringe desce na inspiração e sobe na expiração. As pregas são afastadas até uma posição de abdução total na inspiração vigorosa. (15)

Imediatamente antes da fonação, as pregas vocais abduzem-se rapidamente para permitir a entrada de ar. Wyke designou esta fase como "fase inspiratória pré-fonatória". Posteriormente, as pregas vocais são aduzidas pela contração dos músculos cricoaritenóideos laterais. A nota vocal é gerada pelo ar pulmónico ao ser expirado entre as pregas vocais aduzidas. Assim, as pregas vocais, trabalhando em conjunto, constituem um vibrador que é ativado pelo excitador, o ar expirado. A produção da nota vocal neste ponto é o resultado do movimento vibratório repetido das pregas vocais, conhecido como oscilação das pregas vocais. A mobilidade e a deformabilidade das pregas vocais determinam a facilidade com que a vibração das pregas vocais pode ser iniciada. A pressão do ar subglótico aumenta por baixo das pregas vocais aduzidas até atingir um nível que supera a sua resistência e as separa, desencadeando assim os ciclos vibratórios que resultam na fonação. As pregas vocais têm uma inércia que tem de ser vencida para que a fonação ocorra. O tamanho e a tensão das pregas vocais, em combinação com as propriedades viscoelásticas da cobertura das pregas vocais, afectam a pressão do limiar de fonação (15).

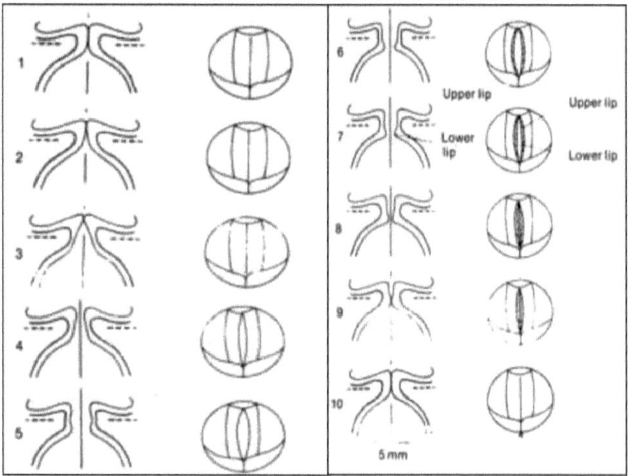

Figura 10 Movimentos de diferentes porções das pregas vocais durante um ciclo de vibração

Cada ciclo vibratório das pregas vocais (Fig. 10) é composto por três fases: adução, separação aerodinâmica e recuo. Quando o aumento da pressão do ar subglótico vence a resistência das pregas vocais aduzidas no início da fonação, as pregas vocais

As pregas separam-se a partir do seu bordo inferior. Quando finalmente se separam na sua borda superior

A pressão negativa resultante na glote, causada pelo Efeito Bernoulli, faz com que as pregas vocais se fechem rapidamente à medida que são sugadas, sendo as margens inferiores das pregas vocais as primeiras a fechar. A pressão negativa resultante na glote, causada pelo efeito Bernoulli, faz com que as pregas vocais se fechem rapidamente à medida que são aspiradas, sendo que as margens inferiores das pregas vocais se fecham primeiro. Como resultado da queda de pressão na glote, a mucosa da prega vocal é atraída para o espaço entre as pregas vocais. O contacto entre as pregas vocais aumenta até que a pressão do ar subglótico seja suficientemente elevada para voltar a separar as pregas vocais e o ciclo recomeça. Cada ciclo de adução, separação e recuo é a manifestação de uma onda mucosa que se desloca da superfície inferior para a superfície superior de cada prega vocal. Este movimento da mucosa é dependente da teoria capa/corpo (14).

Deve haver um suporte respiratório adequado para fornecer potência e os bordos vibratórios das pregas vocais devem estar alinhados e separados por um espaço adequadamente pequeno. As propriedades físicas da prega vocal devem ser propícias à vibração e o seu contorno tridimensional deve ser favorável. Finalmente, uma voz normal requer um controlo volitivo do comprimento, tensão e forma da glote (14).

A mucosa (epitélio e camada superficial da lâmina própria), que recobre as pregas vocais, é o principal oscilador durante a fonação; por isso é chamada de vibração das pregas vocais (14).

Um ciclo vibratório pode ser dividido, grosso modo, em fases fechada e aberta, respetivamente, com fases de fecho e abertura associadas. A fase de fechamento das pregas vocais é mais rápida do que a fase de abertura e as fases do ciclo vibratório podem ser classificadas, portanto, em quatro estágios (Tabela 1) (15).

Tabela 1 - Ciclo vibratório

PHASE	DESCRIPTION
Closing	The Vocal folds begin to close rapidly from their lower margin
Closed	The median edges of the Vocal folds are in full contact
Opening	The Vocal folds begin to separate from their lower margin and gradually peel apart. The superior margin remains in contact until end of this phase.
Open	The Vocal Folds are separated, the longest part of a normal vibratory cycle.

REQUISITOS PARA A FONAÇÃO:

- Suporte respiratório adequado

- Aproximação das pregas vocais

- Propriedades vibratórias favoráveis

- Forma favorável das pregas vocais

- Controlo do comprimento e da tensão

Força expiratória - A força disponível para impulsionar a fonação depende do volume de ar nos pulmões, do recuo elástico da parede torácica e do diafragma, e da força dos músculos abdominais e intercostais. A expiração passiva é suficiente para impulsionar a fala conversacional (14).

Posicionamento das pregas vocais - A fonação requer uma relação crítica entre o espaço entre 1) a borda da superfície medial das pregas vocais e 2) o fluxo de ar expiratório.

As pregas devem estar suficientemente próximas umas das outras para que o fluxo de ar arraste as oscilações. Se o espaço for demasiado grande, a voz é soprosa ou afónica, com apenas ruído de fluxo de ar turbulento e sem som periódico. Se as pregas vocais estiverem demasiado apertadas, é necessária uma pressão excessiva e a fonação soa tensa ou pode nem sequer ser possível. O sussurro ocorre quando a adução das pregas vocais é insuficiente para alcançar a vibração, mas suficiente para produzir ar turbulento audível (15).

Capacidade Vibratória das Pregas Vocais - Durante a fonação modal normal, a mucosa ondula livremente sobre o ligamento vocal subjacente e o músculo vocal (14).

Forma das pregas vocais - No modo falsete, apenas os bordos superiores das pregas vocais contactam durante a fase de encerramento, embora durante a fonação modal, que é mais eficiente, a onda mucosa se inicie na superfície inferior da prega vocal. Isto requer uma configuração favorável da glote no plano coronal, com as superfícies mediais das pregas vocais quase paralelas.

Controlo do tom - As alterações no comprimento e na tensão das pregas vocais são utilizadas para controlar a frequência fundamental da vibração das pregas vocais para produzir alterações dinâmicas na voz. Estes ajustes envolvem um controlo motor fino. Na gama vocal mais baixa, a contração do tireoaritenoide resulta num abaixamento do tom porque diminui a tensão na cobertura vocal (14).

Ressonância - O som bruto produzido pela glote, isolado do resto do trato vocal, não se assemelha à voz humana, mas é áspero e soa como um chamamento de ganso. O som fonado adquire as características de uma voz humana devido à

ressonância do tórax, das vias respiratórias superiores e do crânio (14).

Articulação - A hipótese da fonte-filtro da fala afirma que a laringe é a fonte

de um som constante, que é moldado em palavras pelo trato vocal superior, desde as pregas vocais até à abertura dos lábios e dos vestíbulos nasais. Por exemplo, as consoantes e as vogais são formadas pela ação dos lábios, da língua, do palato e da faringe.

Input sensorial para o controlo da fala - Um mecanismo óbvio para controlar a saída fonatória durante a fala é o feedback auditivo. Este input sensorial é mais importante quando se está a aprender a falar e não é essencial para o uso diário (14).

As alterações no comprimento e na tensão das pregas vocais controlam o tom da voz e são produzidas normalmente apenas quando as pregas vocais estão em contacto para a fonação. As três forças seguintes actuam para colocar as pregas vocais em contacto umas com as outras:

1. Tensão nas dobras

2. A diminuição da pressão do ar subglótico

3. O efeito de sucção do ar que se escapa (efeito de Bernoulli) (1).

Num funcionamento hipoteticamente perfeito da laringe, a adução das pregas vocais seria completa durante a fase fechada da fonação e a vibração da onda mucosa produziria um sinal sonoro perfeitamente periódico (uma onda sinusoidal). O som que seria produzido conteria apenas uma frequência fundamental e os seus harmónicos (16).

Uma voz desordenada pode ser definida como aquela que tem uma ou mais das seguintes características:

- Não é audível, claro ou estável numa vasta gama de ambientes acústicos;

- Não é adequado ao género e à idade do orador;

- Não é capaz de cumprir as suas funções linguísticas e paralinguísticas;

• Cansa-se facilmente;

- Está associada a desconforto e dor à fonação.

Existem quatro causas principais para as perturbações da voz:

1. Inflamatório;

2. Estrutural ou neoplásica;

3. Neuromuscular;

4. Desequilíbrio da tensão muscular (16)

Os distúrbios da voz mais comuns observados na prática secundária numa clínica de voz são:

- Disfonia de tensão muscular;

- Laringite/disfonia de tensão muscular secundária a má higiene vocal, problemas alimentares e de estilo de vida;

- Refluxo extra-esofágico (refluxo laringofaríngeo);

- Nódulos/polipos/cistos de pregas vocais;

- Paralisia e paresia das pregas vocais;

- Granulomas das aritenóides.

As condições menos frequentemente observadas incluem:

- Sulcos e pontes mucosas;

- Disfonia espasmódica;

- Papilomatose;

- Lesões microvasculares;

- Traumatismo laríngeo, incluindo causas pós-cirúrgicas;

- Hiperqueratose, displasia e carcinoma;

- Causas endócrinas;

- Amiloide;

- Outros tumores da laringe/causas neuromusculares (17)

A prevalência de distúrbios da voz tem sido escassa e tem variado de 0,65 a 15% na população em geral. A prevalência variou de 7 por cento, quando o julgamento dos distúrbios da voz se baseou em julgamentos perceptivos de especialistas, a 17 por cento. Até 34% do número de casos de patologistas da fala é constituído por professores com problemas de voz. As mulheres têm duas vezes mais probabilidades do que os homens de relatar problemas vocais, mas tem havido uma mudança ao longo do tempo no que diz respeito à prevalência dos rácios entre os sexos (8).

SINTOMAS DE LESÕES NAS PREGAS VOCAIS

O sintoma mais comum das lesões benignas das cordas vocais é a rouquidão.

A rouquidão da voz ou disfonia é definida como qualquer alteração na qualidade da voz humana. Este termo é considerado inespecífico. Pode implicar soprosidade, aspereza, quebras de voz ou alterações de tom não naturais.

A voz é desordenada quando a produção de um ou mais dos seus aspectos perceptivos é audivelmente diferente da de pessoas do mesmo sexo, idade e cultura ou quando já não satisfaz os requisitos anteriormente atingidos pelo indivíduo que fala(7).

As mulheres têm duas vezes mais probabilidades do que os homens de referir problemas vocais, mas tem havido uma mudança ao longo do tempo no que diz respeito à prevalência dos rácios entre os sexos.(7)

As queixas dos doentes estão mais frequentemente relacionadas com:

- Alterações na qualidade da voz (rouquidão, aspereza e sopro)

- Um tom de voz aumentado ou diminuído que não é apropriado para a sua idade e sexo;

- Incapacidade de controlar a sua voz conforme necessário (quebras de tom, cortes de voz);

- Incapacidade de levantar a voz ou de a fazer ouvir

- Um esforço acrescido e/ou uma resistência reduzida da voz ou uma voz que se cansa com o uso;

- Dificuldades ou restrições na utilização da voz em diferentes alturas do dia;

- Uma capacidade reduzida de comunicar eficazmente;

- Dificuldade em cantar;

- Sintomas relacionados com a garganta (dor, desconforto, dor, secura, muco), nomeadamente relacionados com o uso da voz;

- Os consequentes efeitos emocionais e psicológicos causados pelos factos acima referidos.(17)

CAPÍTULO 2

AVALIAÇÃO DO DOENTE

Os elementos necessários e suficientes para o diagnóstico e o tratamento das afecções benignas da mucosa incluem: a) uma anamnese hábil; b) uma avaliação perceptiva das capacidades e limitações vocais; e c) um exame laríngeo de alta qualidade (incluindo a videostroboscopia laríngea).

História

Um questionário pormenorizado pode ajudar a obter uma história completa e fornecer informações cruciais. A história vocal deve centrar-se, nomeadamente, nos seguintes aspectos

1. Início e duração dos sintomas vocais

2. Crenças do doente sobre as causas ou influências exacerbantes

3. Complexos de sintomas comuns

4. Capacidade de falar (personalidade vocal ou "empurrar de dentro para fora")

5. Compromissos ou actividades vocais ("puxar de fora"), incluindo tipo de voz e treino, se o paciente for um artista

6. Outros factores de risco

7. Perceção do doente sobre a gravidade da doença

8. Aspirações vocais e consequente motivação para a reabilitação

9. História de sintomas de refluxo.

Início: Um paciente que se queixa de crises frequentes e recorrentes de disfunção vocal pode

estar a sofrer exacerbações de uma perturbação de uso excessivo mais crónica.(10)

Crenças dos doentes sobre as causas: Poucos doentes acreditam que as suas dificuldades resultam de alergias ou de catarro. Com base na análise dos factores de risco num grande grupo de doentes, as alergias desempenham normalmente um papel secundário.

Complexos de sintomas comuns: Um complexo de sintomas caraterístico acompanha os distúrbios benignos da mucosa. As pessoas que não cantam têm frequentemente perturbações moderadas a grandes das mucosas antes de procurarem assistência médica, descrevem rouquidão crónica com exacerbações em alturas de maior uso da voz.

Conversação: O fator que se correlaciona mais fortemente com os distúrbios benignos da mucosa das pregas vocais parece ser a personalidade.

Compromissos vocais: O paciente deve ser questionado sobre a sua ocupação, tipo de voz e nível de treino, bem como sobre a natureza e extensão das actividades vocais relacionadas com a vida familiar, cuidados infantis, política, religião, atletismo e ensaios e actuações musicais.

<u>Outros factores de risco</u>: Outros factores de risco incluem o consumo de tabaco e álcool, refluxo ácido, ingestão insuficiente de líquidos, certos medicamentos secantes, doenças sistémicas e alergias.(10)

Em suma, é importante determinar:

- A natureza e a cronologia do problema da voz;

- Factores de agravamento e de alívio;

- Questões relacionadas com o estilo de vida, a alimentação e a hidratação;

- Condições médicas contribuintes ou os efeitos do seu tratamento;

- O uso da voz e as necessidades do paciente;

- O impacto na qualidade de vida e no bem-estar social e psicológico;

- Expectativas quanto ao resultado da consulta e do tratamento (17)

AVALIAÇÃO VISUAL DA LARINGE

A inspeção visual da laringe é obrigatória para o diagnóstico ou exclusão de doenças da laringe (18).

As gravações de vídeo permitem uma análise cuidadosa, tanto em tempo real como em câmara lenta, de alterações subtis na vibração das pregas vocais. A videolaringoscopia e a videoestroboscopia são componentes importantes da avaliação da voz, fornecendo informações essenciais sobre a estrutura e a função das pregas vocais. A documentação adequada do exame laríngeo é um componente importante do cuidado geral do paciente (18).

LARINGOSCOPIA INDIRECTA

A laringoscopia indireta é um procedimento ambulatório, realizado para ver a base da língua, a epiglote, as fossas piriformes e as cordas vocais. O espelho laríngeo na prática

oferece má visualização em alguns casos. Noutros casos, a visualização é boa, mas apenas durante a fonação. Para além disso, esta técnica de exame não permite obter uma imagem permanente da laringe (19).

FONTES DE LUZ CONTÍNUAS:

Durante o exame da laringe com uma fonte de luz contínua, deve ter-se em conta o seguinte

1. <u>Estrutura da laringe</u> - Devem ser examinadas as valéculas, os seios piriformes, a epiglote, as pregas ariepiglóticas, as pregas ventriculares e o bordo glótico posterior. São registadas as anomalias e assimetrias da estrutura da laringe.

2. Movimento das aritenóides <u>e</u> das <u>pregas vocais</u> - O movimento e a posição das aritenóides mostram a integridade da articulação cricoaritenóidea e do nervo laríngeo recorrente.

3. <u>Cor e quantidade de muco</u> - O muco <u>espesso</u> adere frequentemente aos bordos das pregas vocais ou à superfície superior, sugerindo falta de hidratação ou irritação crónica. A acumulação de muco nos seios piriformes pode indicar uma sensação laríngea deficiente ou uma deglutição ineficaz.

4. <u>Vascularização</u> - As pregas vocais são geralmente branco-pérola ao exame. Um rubor em todo o tecido é considerado eritema ou hiperemia. Os vasos anormalmente dilatados e tortuosos são denominados ectasias capilares ou microvarizes.

5. <u>Alteração da posição ou altura da laringe</u> - A alteração da posição lateral ou a inclinação para um lado pode dever-se a uma massa que desloca a laringe, a um desequilíbrio muscular, a um traumatismo ou a uma lesão do nervo laríngeo superior. Também se observa alteração da altura da laringe.

6. <u>Atividade supraglótica</u> - A atividade supraglótica inclui tremores do complexo laríngeo ou da faringe, outras contracções involuntárias (por exemplo, movimentos mioclónicos) ou compressão das estruturas supraglóticas.

7. <u>Bordas das pregas vocais</u> - A forma das bordas das pregas vocais pode ser classificada em duas escalas:

retas/suaves e rugosas/irregulares. Ao longo do continuum reto/liso, as anomalias devem ainda ser descritas como convexas ou côncavas, também conhecidas como "curvatura"(18)(19).

O exame com fonte de luz contínua pode ser efectuado por endoscópios rígidos ou flexíveis.

<u>VIDEOLARINGOSCOPIA TRANSORAL RÍGIDA</u>

Os endoscópios rígidos normalmente utilizados são os de 70 ou 90 graus. Os endoscópios rígidos têm a vantagem de ter uma resolução mais elevada, com imagens mais brilhantes e nítidas e melhor contraste.

A principal limitação do endoscópio rígido é o facto de a fonação se limitar a

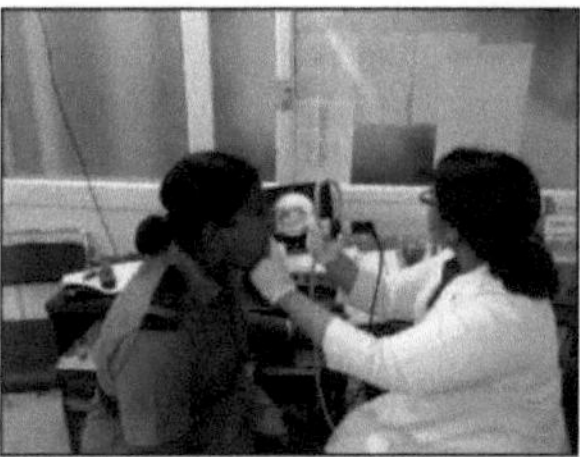

Figura 11 Endoscopia rígida

vogais sustentadas. A visualização com um endoscópio rígido de 70 graus geralmente requer um pescoço estendido e uma língua protruída, o tamanho de um espaço glótico pode parecer exagerado com o endoscópio rígido (Fig. 11). Esta não é a posição habitual para a fonação (19)

Tabela 2 - Exemplo de protocolo para exame de videolaringoscopia rígida e flexível

<u>Doente:</u> Inclinar-se ligeiramente para a frente a partir da cintura, mantendo as costas direitas com o pescoço esticado, e a língua está saliente.

CAPÍTULO 3

EXEMPLO DE PROTOCOLO PARA VIDEOENDOSCOPIA LARÍNGEA COM LUZ CONTÍNUA. OS ITENS MARCADOS COM UM ASTERISCO (*) SÓ DEVEM SER PREENCHIDOS SE FOR UTILIZADO UM ENDOSCÓPIO FLEXÍVEL

Respiração em repouso

Respiração profunda

Tosse fácil ou garganta limpa

Diadococinesia laríngea "ee"

Diadococinesia laríngea "hee"

Um "ee" prolongado, e depois uma rápida fungadela pelo nariz*

<u>Procedimento:</u> O examinador segura a língua suavemente com o polegar na parte inferior e o dedo médio na superfície. O dedo indicador é utilizado para proteger os dentes superiores e guiar o endoscópio durante a colocação. O endoscópio é avançado até a epiglote ser visualizada. A utilização de uma vogal sustentada /e/ baixa a base da língua e facilita a colocação, de modo a que a ponta do endoscópio se incline inferiormente. A alteração do ângulo modifica a ampliação e o campo de visão (19).

<u>VIDEOLARINGOSCOPIA FLEXÍVEL</u>

A videolaringoscopia flexível (Fig. 12A,B) permite a visualização direta das cordas vocais e, assim, ajuda a delinear a lesão e a ver a sua extensão.

A videolaringoscopia flexível é efectuada após a aplicação de um

anestésico e vasoconstritor. Pode ser passado através do meato médio ou ao longo do assoalho do nariz. Podemos visualizar a laringe durante a fala e o canto. O espaço glótico pode ser descrito com maior exatidão devido à posição neutra da língua e do pescoço. A videolaringoscopia flexível é preferível quando se trata de uma questão de movimento e não de estrutura ou saúde da mucosa, como na disfonia espasmódica e na perturbação do movimento das pregas vocais, em que o facto de o doente cheirar pelo nariz permite ao examinador avaliar alterações subtis do movimento.

A principal limitação da técnica é o facto de o transporte da luz e a ampliação da imagem serem

24

inferiores aos do endoscópio rígido. Existe também uma distorção da periferia da imagem e alguns riscos como hemorragia nasal, reacções adversas ao anestésico e reação vasovagal (19).

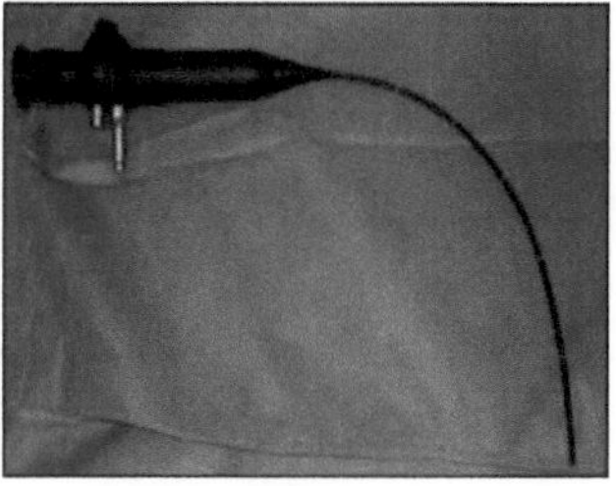

Figura 12A

Laringoscópio flexível

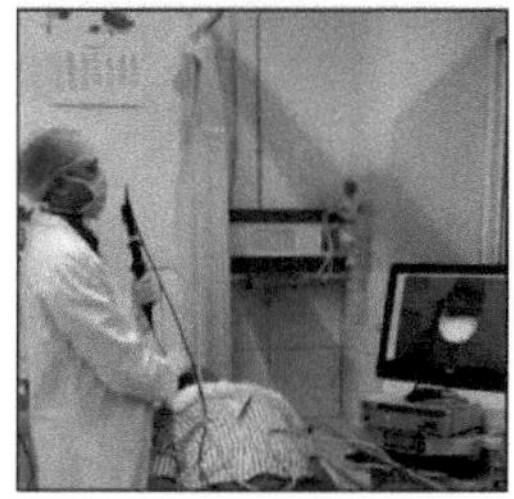

Figura 12B Videolaringoscopia flexível

VIDEOESTROBOSCOPIA:

É um instrumento para determinar a velocidade de um movimento cíclico (como a rotação ou a vibração)

que faz com que o movimento pareça abrandado ou parado. É uma ilusão de câmara lenta criada utilizando uma luz estroboscópica para iluminar as pregas vocais em diferentes pontos de diferentes ciclos de vibração e visualizar as ondas da mucosa. A videoestroboscopia é utilizada para avaliar os padrões de vibração das pregas vocais, a maleabilidade da mucosa, a estrutura em camadas subjacente das pregas vocais e a superfície inferior dos bordos das pregas vocais.

PRINCÍPIO DA ESTROBOSCOPIA:

Ao longo do século XX e até aos dias de hoje, têm sido propagados equívocos comuns na literatura clínica da voz que envolvem o entrelaçamento da lei de Talbot com noções sobre a persistência da visão na tentativa de explicar como a estroboscopia facilita o exame da vibração das pregas vocais.(20)

O primeiro requisito visual da estroboscopia é a eliminação da perceção de cintilação, ou seja, a perceção da variação da iluminação do objeto ou da intensidade da luz. Em circunstâncias normais, a taxa de iluminação estroboscópica deve ser superior a cerca de 50 Hz para não haver cintilação. Este requisito de frequência é satisfeito na estroboscopia laríngea por observação direta, que utiliza frequências de flash estroboscópico baseadas em frequências fundamentais humanas muito superiores a 50 Hz. (20)

O segundo requisito visual da estroboscopia é a perceção do movimento aparente, ou seja, a perceção de um objeto em movimento físico quando não existe movimento real. Facilitar a perceção do movimento aparente depende dos requisitos espaciais e temporais dos objectos que estão a ser amostrados pela luz estroboscópica. A frequência mínima a que uma sequência de imagens estroboscópicas pode ser percepcionada como apresentando um movimento aparente e contínuo é de 17

Hz.(20)

EXAME:

A videoestroboscopia é efectuada com um endoscópio rígido com um ângulo de visão de 70 ou 90 graus ou com um faringolaringoscópio de fibra ótica. Um estetoscópio colocado no pescoço do doente mede a frequência de vibração das pregas vocais e define a frequência de intermitência do estroboscópio para uma frequência ligeiramente desfasada e vários múltiplos mais lenta do que a vibração das pregas vocais, permitindo a gravação de imagens de partes sequenciais do ciclo vibratório e a sua visualização como um filme "virtual" em câmara lenta da vibração das pregas vocais. As taxas de registo são normalmente de 30 fotogramas por segundo. (21) A luz estroboscópica pode ser usada para criar dois efeitos: a fase de corrida (muitas vezes chamada de *estroboscópica*) e a fase de paragem ou bloqueada.

FASE DE EXECUÇÃO (o modo mais frequentemente utilizado), a luz pisca ligeiramente mais rápido ou mais lento do que a frequência de vibração, criando assim a ilusão de que as pregas vocais estão a vibrar em câmara lenta

STOP PHASE a luz pisca a um ritmo que corresponde à frequência da vibração das pregas vocais, criando assim a ilusão de que as pregas vocais não se estão a mover (30).

Durante um ciclo típico em altura modal, a glote passa por várias formas que são determinadas pela sua massa e rigidez variáveis. Os bordos inferiores das pregas vocais separam-se antes dos bordos superiores e regressam à linha média pela mesma ordem, o que se designa por *DIFERENÇA DE FASE VERTICAL*.

As pregas são menos flexíveis nas suas fixações anterior e posterior. Durante a vibração, separam-se na parte anterior antes da parte posterior e fecham-se na mesma ordem; chama-se a isto *DIFERENÇA DE FASE HORIZONTAL*. (19)

A videoestroboscopia permite a avaliação dos seguintes parâmetros vibratórios:

1. **A simetria de vibração** refere-se ao movimento das pregas vocais direita e esquerda em relação uma à outra. As pregas vocais direita e esquerda vibram normalmente como imagens em espelho uma da outra. Começam a mover-se lateralmente ao mesmo tempo e à mesma velocidade. São deslocadas lateralmente na mesma medida e atingem o deslocamento lateral máximo ao mesmo tempo. Começam então a aproximar-se ao mesmo tempo e à mesma velocidade. (Fig. 13A,B,C,D) As diferenças nas propriedades mecânicas das duas pregas vocais, no entanto, resultam em movimentos assimétricos. A simetria da vibração é influenciada por diferenças na posição, forma, massa, rigidez, elasticidade e tensão dos tecidos das pregas vocais.(21)

2. **A periodicidade da vibração** refere-se à duração relativa do ciclo glótico, e esta deve ser estável de ciclo para ciclo. A utilização da definição do estroboscópio sincronizado pode confirmar que a vibração é periódica. Se a duração do ciclo vibratório for estável de ciclo para ciclo, então uma imagem estática persistirá com o estroboscópio definido para o modo sincronizado. Se houver alterações na duração do ciclo vibratório, parecerá haver movimento da borda vibratória no modo sincronizado. A periodicidade depende das propriedades mecânicas das pregas vocais e da força expiratória aplicada a elas.(21)

3. **O fecho de fase** refere-se à percentagem de tempo em que os bordos das pregas vocais estão abertos e/ou fechados durante um único ciclo de vibração. (Fig. 14) As características da fase são normalmente influenciadas pelo modo de fonação (falsete, fonação modal, fritura glótica) e a altura e intensidade da fonação.(21)

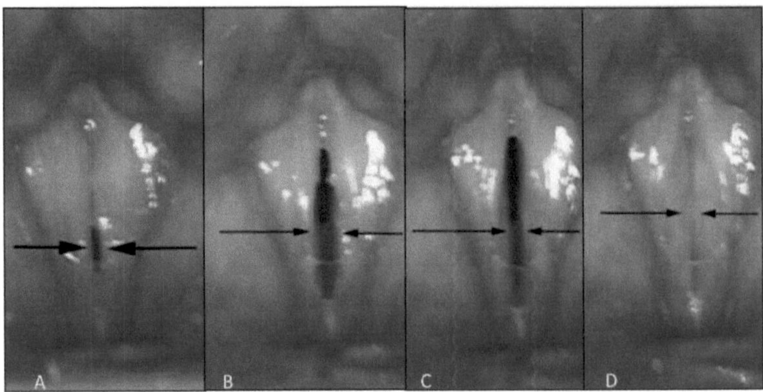

Figura 13 - Vibração simétrica das pregas vocais de Laryngeal Evaluation, Thieme Publication **(A)** A vibração simétrica das pregas vocais inicia-se quando as pregas vocais começam a abrir-se ao mesmo tempo e à mesma velocidade. **(B)** A vibração simétrica das pregas vocais requer que ambas as pregas vocais atinjam a abertura máxima ao mesmo tempo e que ambas se abram na mesma extensão. **(C) Ambas as pregas vocais** começam a fechar-se ao mesmo tempo e à mesma velocidade. **(D)** As pregas vocais atingem a linha média simultaneamente e se fecham juntas.

4. **A amplitude de vibração** refere-se à quantidade de movimento lateral das pregas vocais durante a vibração. A amplitude da vibração normalmente aumenta com o aumento da pressão subglótica, como ocorre durante a fonação alta. A amplitude da vibração também aumenta à medida que o tom ou a frequência da fonação diminui.(21)

5. **A configuração glótica** refere-se à forma ou contorno da abertura glótica (Fig. 15 A, B, C, D, E, F), caso exista, no ponto de fecho máximo durante o ciclo vibratório. Outros termos para esta caraterística incluem o "contorno da margem glótica" e o "padrão de fechamento das pregas vocais"(21).

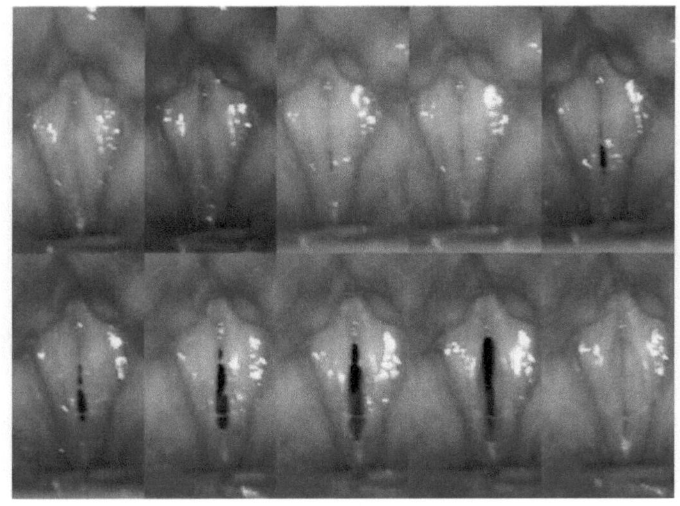

Figura 14 Exemplo de uma montagem com 50% de fase aberta de Laryngeal evaluation, Thieme Publication

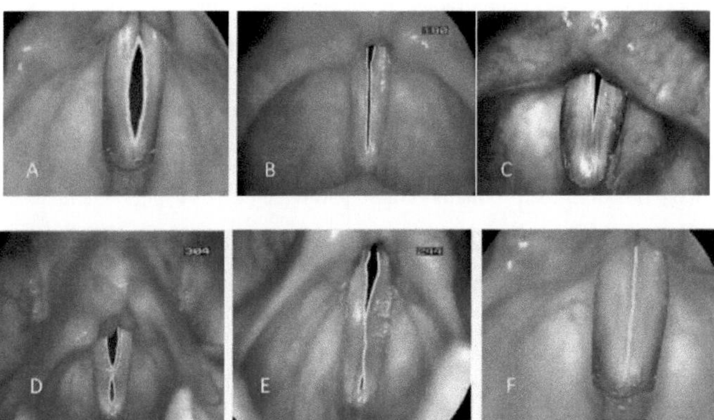

Figura 15 - Configurações glóticas comuns da avaliação laríngea, publicação da Thieme

Fuso (A), Incompleto (B), Fenda glótica posterior (C) Ampulheta (D), Irregular (E), Completo (F),

6. a **onda mucosa** refere-se ao movimento dos tecidos superficiais sobre a prega vocal à medida que o ar se move através da glote. A onda mucosa pode ser observada como uma onda que viaja nos tecidos superficiais sobre a parte superior da superfície da prega vocal, de medial para lateral. A análise em câmara lenta ou quadro a quadro do registo videoestroboscópico é geralmente necessária para uma avaliação adequada da onda mucosa. A onda mucosa é interrompida com anormalidades da cobertura mucosa da prega vocal, como cicatrizes, lesões, inflamação e edema.(21)

PATOLOGIA DAS PREGAS VOCAIS E CARACTERÍSTICAS VIBRATÓRIAS
NÓDULOS VOCAIS

Também chamados de "nódulos do cantor" ou "nódulos do gritador". São pequenas tumefacções bilaterais (menos de 3 mm de diâmetro) que se desenvolvem na borda livre da prega vocal, aproximadamente na porção membranosa média (Fig. 17A), ou seja, na junção do terço anterior com os dois terços posteriores das pregas vocais, que é a parte mais lesada por contacto durante a fala (17).

A incidência exacta e a prevalência de nódulos na população em geral não são conhecidas, mas são consideradas em cerca de 25% das crianças e em 6% dos adultos com problemas de voz. Percentagens mais elevadas são encontradas em professores e cantores com problemas de voz e são muito mais comuns em mulheres, particularmente com menos de 30 anos. (7) (17)

A etiologia dos nódulos vocais não é conhecida, mas tradicionalmente pensa-se que se devem ao abuso da voz. O abuso da voz é caracterizado pela produção forçada da voz devido à tensão na região do pescoço e dos ombros, produzindo uma qualidade de voz áspera. Os factores psicológicos, as infecções nasais, da garganta e do tórax, as alergias e o refluxo extra-esofágico são cada vez mais reconhecidos como parte importante na etiologia dos nódulos vocais (7).

Apenas os dois terços anteriores (porção membranosa) das pregas vocais participam na vibração, uma vez que a cartilagem aritenoide se encontra no terço posterior da abertura glótica. As forças de cisalhamento da mucosa e de colisão de cada ciclo vibratório podem ser visualizadas por videoboscopia. Assim, a vibração demasiado forte ou prolongada causa congestão vascular localizada com edema na porção média da porção membranosa das pregas vocais, onde as forças de cisalhamento e colisão são maiores. A acumulação de fluido na submucosa devido a abuso agudo ou uso excessivo resulta em inchaço submucoso (chamado nódulos incipientes ou iniciais). O abuso vocal a longo prazo leva a alguma hialinização do espaço potencial de Reinke e, possivelmente, a algum espessamento do epitélio sobrejacente.

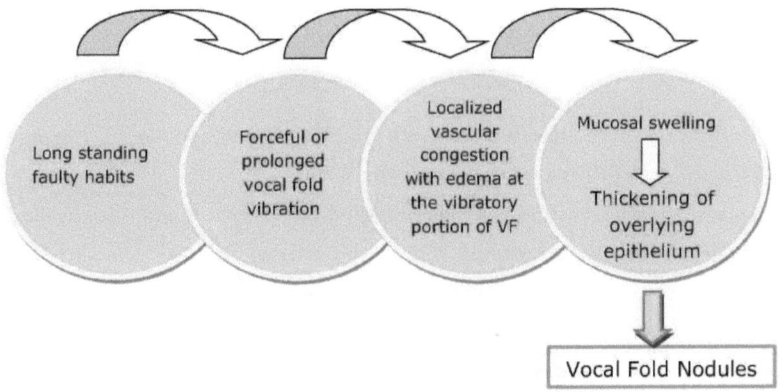

Figura 16 Patogénese dos nódulos das pregas vocais Esta sequência fisiopatológica (Fig. 16) explica a natureza facilmente reversível das

tumefacções agudas

não hemorrágicas versus a resolução mais lenta dos nódulos vocais crónicos(10).

Os nódulos estão localizados na camada superficial da prega vocal e interferem com a onda mucosa. Podem ser fibróticos. É comum o espessamento ou reduplicação da membrana basal. (12)

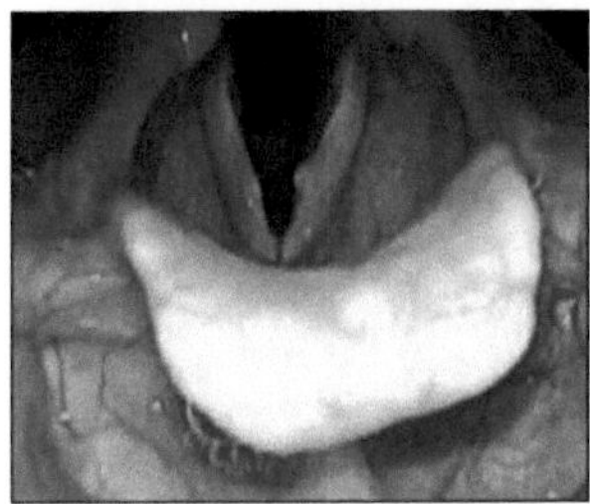

Figura 17A Nódulo vocal

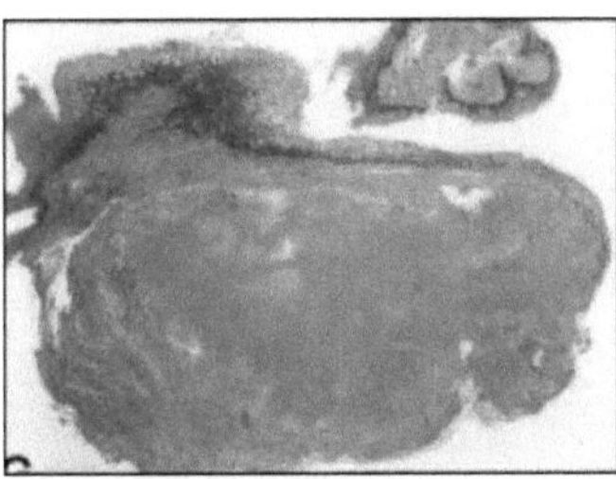

Figura 17B Histopatologia do nódulo vocal

A qualidade da voz é frequentemente rouca e ofegante, piorando com o uso da voz e frequentemente associada a desconforto perilaríngeo ou dor de garganta durante a fonação. A voz pode tornar-se um pouco mais grave e estar associada a quebras de voz, particularmente na parte mais aguda da gama vocal. Quando os nódulos estão a crescer, normalmente não se observa dor. Quando o nódulo está completamente desenvolvido, é provável que provoque dores no pescoço. Pode sentir-se um nódulo no interior da garganta, o que leva o doente a limpar a garganta com frequência. Quando os nódulos se tornam grandes, mesmo uma pequena conversa pode fazer com que a voz fique cansada.(12)

As massas mais frequentemente confundidas com os nódulos clássicos das pregas vocais são pequenos quistos e pseudoquistos e pequenos pólipos (22). A mucosa é livre para deslizar sobre o ligamento vocal subjacente, mesmo que a mucosa, em si, seja anormal. A estroboscopia mostra a onda mucosa a fluir através de um nódulo (nódulo inicial macio) ou o nódulo a "cavalgar" a onda (nódulos fibróticos mais duros), mas a onda não é abolida. Pode ser atenuada, especialmente se os nódulos forem duros e fibróticos ou excecionalmente grandes. Os nódulos das pregas vocais interferem com o encerramento ao estabelecerem um contacto prematuro na porção média das pregas, resultando numa configuração em ampulheta. Com o fechamento menos que completo, o ar vaza através das lacunas abertas, diminuindo a potência transferida para as bordas das pregas vocais e diminuindo a amplitude da vibração e o tamanho das ondas mucosas. O aumento da massa da borda da prega vocal também amortece a vibração da prega vocal. Enquanto os nódulos clássicos das pregas vocais são simétricos, existem frequentemente ligeiras assimetrias que afectam cada prega vocal de forma ligeiramente diferente. A vibração pode tornar-se aperiódica ou assimétrica se a diferença entre os lados for significativa. Todas as lesões benignas das pregas vocais músculo-membranosas serão mais evidentes em alturas mais agudas, com a prega vocal esticada sob maior tensão. É, portanto, importante visualizar as pregas em todos os aspectos da faixa dinâmica do paciente.(22)

O tratamento dos nódulos das pregas vocais é inicialmente uma terapia vocal. O objetivo é minimizar os tipos de uso da voz que traumatizam as pregas. Na maioria dos casos, os nódulos respondem bem apenas à terapia. Se os nódulos persistirem apesar da terapia, podem ter de ser removidos microcirurgicamente.(7)

<u>PÓLIPO DAS CORDAS VOCAIS</u>

Um pólipo vocal verdadeiro é uma tumefação benigna com mais de 3 mm que surge a partir do bordo livre da prega vocal. É geralmente solitário, mas pode ocasionalmente afetar ambas as cordas vocais. Afirma-se que os pólipos são a anomalia estrutural mais comum que causa rouquidão e que afectam mais os homens do que as mulheres. São mais frequentemente observados em fumadores e entre os 30 e os 50 anos de idade(17).

Os homens que praticam abusos graves e intermitentes da voz ou que trabalham em ambientes ruidosos, ou seja, o fonotrauma, parecem ser mais susceptíveis. Alguns doentes têm uma história de uso de aspirina ou de outros anticoagulantes.(10) Alguns são anunciados por um início súbito de rouquidão ou perda de voz após gritos ou berros, particularmente se as pregas vocais estiverem inflamadas devido a laringite infecciosa aguda ou refluxo extra-esofágico. Parece haver rutura da membrana basal vascular, proliferação capilar, trombose, hemorragia diminuta e exsudação de fibrina.(17)

Os pólipos podem ser massas soltas e gelatinosas, fibrinóides ou hialinas. Também são classificados como angiomatosos, mucoides e mixomatosos (Fig. 18A).(23) Os pólipos e o edema de Reinke localizado podem ser difíceis de distinguir tanto clínica como histologicamente.(17) Os pólipos interferem com a vibração unilateral ou bilateralmente ou podem não interferir de todo com a vibração, se não estiverem localizados na margem vibratória.(23)

A alteração da qualidade da voz e as queixas vocais dependem do efeito da massa do pólipo na vibração das pregas vocais, do seu efeito no fecho das pregas vocais e das alterações compensatórias secundárias, ou seja, do aumento da tensão muscular. O doente pode queixar-se de que a sua voz é rouca, que baixou de tom, que se corta ao falar, que perdeu parte do alcance da voz e que é difícil falar.(17)

A histologia (Fig. 18B) ajuda a diferenciar o pólipo de um nódulo ou quisto. Muitos pólipos são acompanhados por um vaso sanguíneo central evidente que se estende da superfície superior da prega vocal (7).

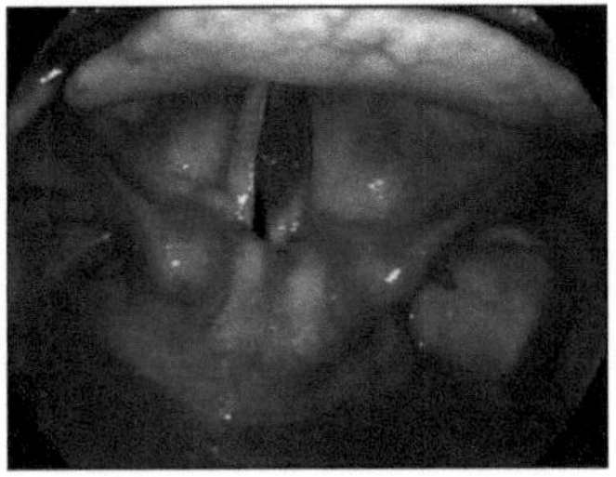

Figura 18A Pólipo vocal direito

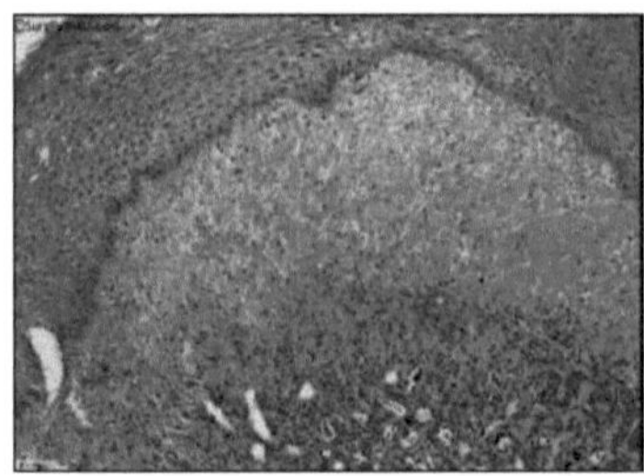

Figura 18B Histologia do pólipo vocal

As pregas vocais com *pólipos* pequenos geralmente têm ondas mucosas intactas, mas assimetria de fase devido ao fechamento de fase prejudicado e ao efeito de massa do pólipo. A onda mucosa flui através de um pólipo mole, especialmente os pequenos pólipos sésseis que parecem semelhantes a nódulos. Os pólipos pedunculados mais duros geralmente interferem tanto no fechamento e na vibração que a onda mucosa é difícil de ser vista. As pregas vocais com pólipos maiores podem ter a amplitude da onda mucosa aumentada devido a um efeito de cisalhamento que amarra um pólipo pedunculado à mucosa adjacente normal ou a amplitude diminuída devido a um efeito de massa esmagador.(Fig. 19) Como os pólipos são massas assimétricas das pregas vocais, eles são mais propensos a resultar em vibrações caóticas e ondas mucosas aperiódicas.(24)

Os pólipos podem encolher espontaneamente ou mesmo ser expelidos pela tosse. A terapia vocal pode fornecer ao doente estratégias para lidar com a situação, conselhos preventivos e pode ajudar a aliviar os sintomas, mas é pouco provável que resulte na resolução do pólipo. A maioria dos pólipos necessita de ser removida sob anestesia geral. O objetivo é restaurar o bordo liso das cordas vocais, permitindo que estas se fechem completamente e vibrem normalmente(17).

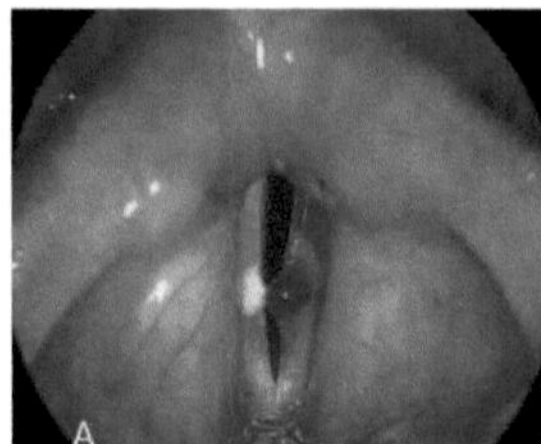
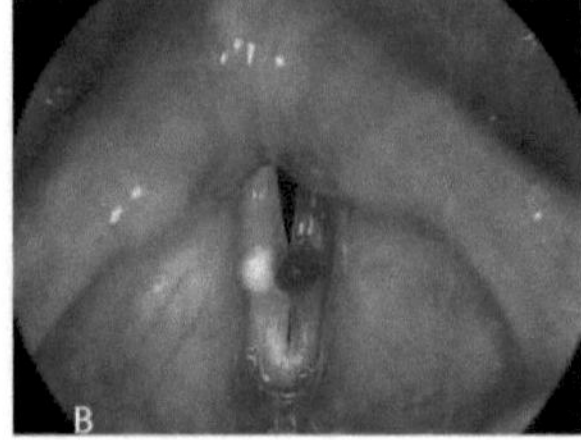

Figura 19: Pólipo vocal em videostromboscopia da avaliação laríngea, Thieme Publications

(A) Contacto precoce do pólipo com a prega vocal contralateral visto na estroboscopia. (B) Fechamento tardio das pregas vocais no caso do pólipo hemorrágico da prega vocal esquerda. Observe que a presença de uma onda mucosa intacta bilateralmente permite a rotação do pólipo superiormente para permitir um melhor (mas comprometido) fechamento de fase na fonação.

<u>**QUISTO DAS CORDAS VOCAIS**</u>

Um quisto é simplesmente uma coleção de fluido numa estrutura semelhante a um saco. Os quistos são encontrados com menos frequência do que os pólipos e os nódulos, e os sulcos e as pontes mucosas ainda menos.(17)

As pregas vocais são revestidas por muitas glândulas pequenas que segregam muco que ajuda as pregas a vibrar mais facilmente. Ocasionalmente, uma destas glândulas não drena corretamente e acumula-se líquido. Esta acumulação de muco produz quistos nas pregas vocais.(17)

Os quistos podem ser congénitos ou adquiridos (Tabela 3). Os quistos congénitos são geralmente epidermóides e os quistos adquiridos podem ter um revestimento epitelial (Fig. 23) e podem ser glandulares, ciliares ou oncocíticos.(9)

Tabela 3 Diferenças entre o quisto de retenção mucosa e o quisto epidermoide

MUCOUS RETENTION CYST	EPIDERMOID CYST
Respiratory epithelium	Squamous epithelium
Thinner, mucoid material	Thick, mushy cellular debri
Trauma or inflammation resulting in closure of glandular ducts	Possibly congenital (according to Bouchayer) or could be related to sulcus, which invaginates and ultimately leads to inclusion cyst formation

Pensa-se que um <u>CISTO DE RETENÇÃO DO MÚSCULO </u>(Fig. 20) surge de uma glândula mucosa bloqueada, possivelmente secundária a fonotrauma ou inflamação. É revestido por epitélio cuboidal ou colunar baixo e pode estar associado a edema e fibrose no espaço de Reinke. Geralmente é unilateral e encontra-se na borda livre da prega vocal ou pode surgir na prega ventricular(18).

<u>Os CISTOS EPIDERMÓIDES </u>(Fig. 21) são revestidos por epitélio escamoso e estão cheios de queratina e detritos de colesterol. Existe frequentemente um exsudado inflamatório no espaço de Reinke circundante (18).

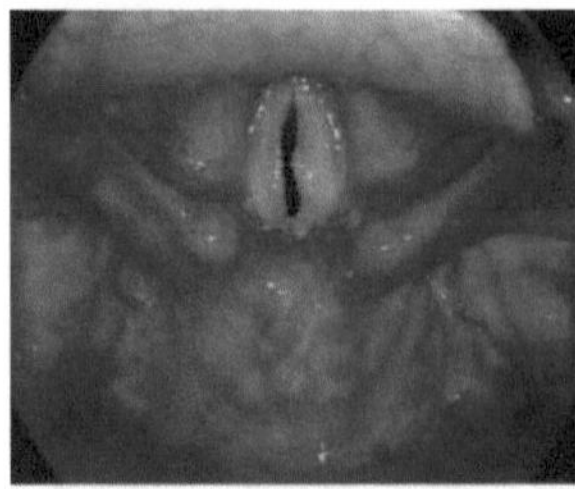

Figura 20 Cisto de retenção de muco

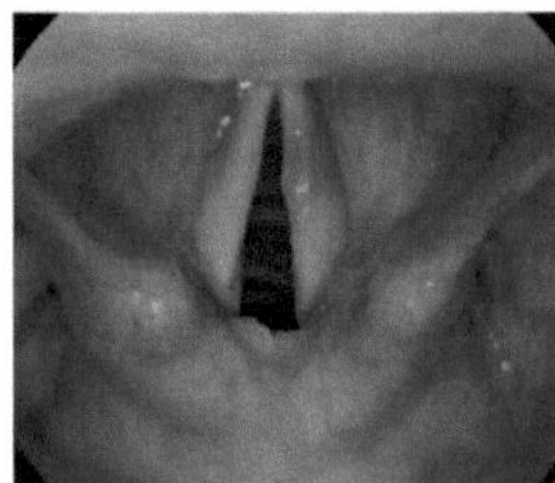

Figura 21 Cisto epidermoide

As várias teorias propostas para o desenvolvimento do quisto epidermoide incluem uma metaplasia num quisto de retenção de muco de longa data, micro-inclusão do epitélio devido a trauma superficial ou algum defeito na epitelização durante o desenvolvimento (teoria congénita ou disembrioplástica). Pensa-se que surgem como resultado de abuso e mau uso da voz(17).

Normalmente, sobressaem na margem vibratória, aumentam a massa da camada de cobertura e, por vezes, aumentam a rigidez. Embora sejam unilaterais, causam geralmente inchaço de contacto na corda contralateral e causam interferência vibratória bilateral. Os cistos de retenção de muco são mais comuns.(9)

A voz pode ter um som diplofónico (particularmente nos quistos epidermóides), onde existe uma grande instabilidade de tom e uma divisão dos sobretons da frequência fundamental.(24)

Os cistos de retenção são preenchidos com material mucoide, os cistos epidermóides com material caseoso e os cistos pós-hemorrágicos com sangue. Devido ao deslocamento da lâmina própria e à fibrose que freqüentemente ocorre ao redor dos cistos de prega vocal, há uma onda mucosa significativamente diminuída ou ausente no lado do cisto (Fig. 22). A amplitude e a vibração da onda também estão diminuídas e ausentes.(24) Nestes casos, o diagnóstico só pode ser confirmado através de microlaringoscopia e cordotomia.(17)

Os doentes com quistos das pregas vocais devem ser submetidos a uma terapia vocal, especialmente quando os sintomas são relativamente ligeiros. Raramente respondem à terapia vocal e, mais frequentemente, precisam de ser removidos cirurgicamente, o que deve ser feito com precisão, preservando o mais possível a mucosa sobrejacente. É importante evitar deixar MÉ importante evitar deixar parte da parede para trás, o que resultará numa recorrência ou causará cicatrizes localizadas e maus resultados vocais.(17)

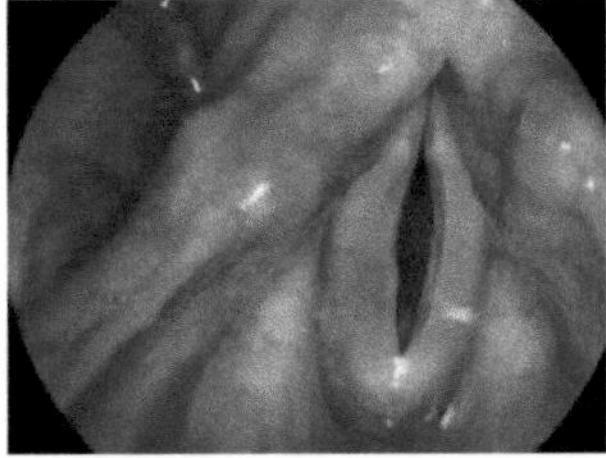

Figura 22 De Laryngeal evaluation, publicação da Thieme, mostrando a fase posterior da vibração da prega vocal vista na estroboscopia, revela uma onda mucosa direita diminuída ou ausente e um contorno submucoso direito mais óbvio, consistente com o cisto. Este é um exemplo particularmente bom de como uma lesão subtil pode passar despercebida na endoscopia bidimensional com luz fixa na ausência de estroboscopia.

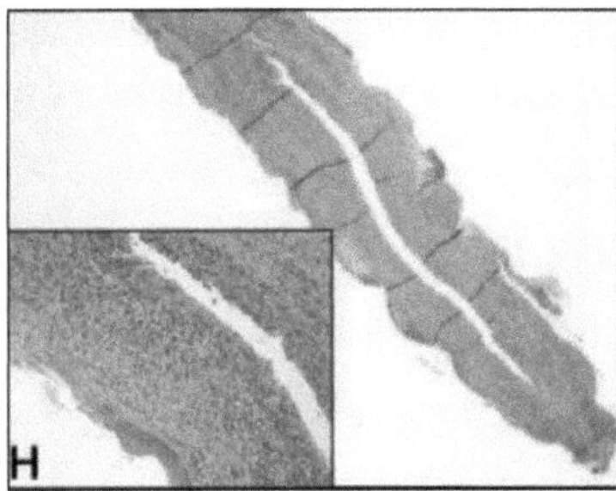

Figura 23 Histopatologia do quisto vocal

CAPÍTULO 4

PSEUDOCISTAS

A definição exacta de um pseudocisto é variável. Alguns definem-no como uma lesão que difere dos quistos e dos pólipos pelo facto de não ter parede cística e estar preenchida por líquido seroso, tendo um aspeto semelhante ao de uma bolha. Outros definiram-no como edema de Reinke localizado, que pode indicar a presença de paresia subjacente. A etiologia exacta não é conhecida, mas é provavelmente um fonotrauma(17) . Um quisto verdadeiro anula a onda no local do quisto, embora a onda possa fluir à volta do quisto (anterior e posterior ao quisto). Os pseudocistos têm efeitos variáveis sobre a onda.(22)

EDEMA DE REINKE

O edema de Reinke é caracterizado por líquido mucoide e gelatinoso na camada superficial da lâmina própria, criando um aspeto polipoide típico da prega vocal (Fig. 24A, 24B). Também é conhecido como degeneração polipoide, cordite polipoide e hipertrofia edematosa.

O termo edema de Reinke recebeu o nome de Reinke, que definiu o espaço.(25) Não é uma condição pré-maligna. É mais comum nas mulheres.(25) Esta perturbação é bastante típica em fumadores pesados e pode produzir uma voz grave. A tensão vocal, o refluxo extra-esofágico e o hipotiroidismo podem também desempenhar um papel no seu desenvolvimento. (17)

É mais provável que o edema de Reinke se desenvolva devido à distensão sem oposição induzida aerodinamicamente da lâmina própria e do epitélio sobrejacente.

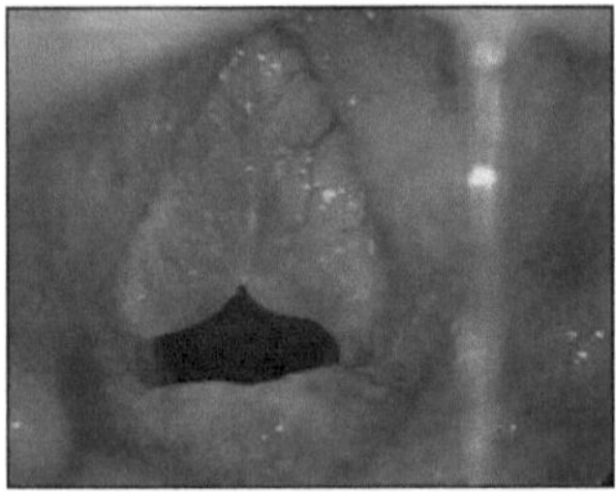

Figura 24A Edema de Reinke bilateral

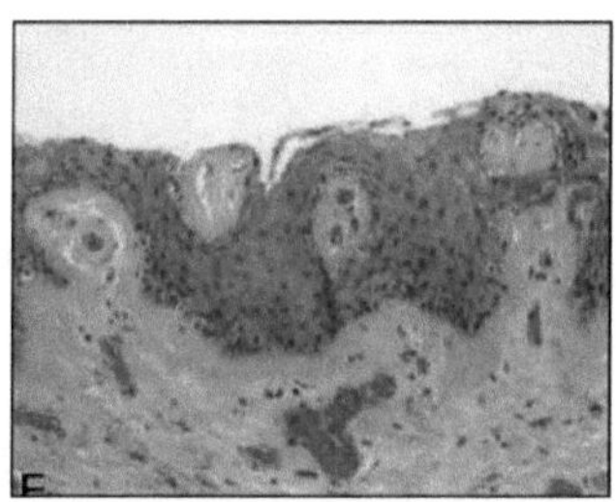

Figura 24B Histopatologia do Edema de Reinke

Toda a porção vibratória da prega vocal (comissura anterior aos processos vocais) está gravemente edemaciada (Tabela 4).(22) Na estroboscopia há assimetria de fase por comprometimento do fechamento devido à irregularidade das margens da prega vocal e efeito de massa. A forma do fechamento glótico é irregular devido ao contacto precoce da mucosa hiperplásica irregular. A fase fechada do ciclo vibratório é relativamente longa. A onda mucosa apresenta uma diminuição da amplitude.(26)

Quadro 4 Classificação da gravidade do edema de Reinke proposta por Savic

Grade	Appearance
1	Marginal edge edema.
2	Obvious sessile swelling, thrown over vocalis muscle during phonation.
3	Large bag-like swelling, filled with fluid
4	Partially obstructing lesion, medial borders in contact along most of length.

Deve ser tentado um tratamento conservador com tranquilização, para evitar o tabagismo

inicialmente antes de planear a cirurgia. (17)

Os princípios da cirurgia para o edema de Reinke incluem:

- Reduzir o volume da mucosa (massa por unidade de comprimento) da prega vocal;

- Obtenção de um bordo reto da mucosa, ou seja, evitar deixar para trás pequenos depósitos do material mixoematoso;

- Evitar danos e exposição do ligamento subjacente, reduzindo assim as hipóteses de formação de cicatrizes e teias.

Os princípios acima mencionados, se não forem cumpridos, podem causar alterações na voz, fala sem esforço, e se

se o tabagismo não for evitado, é provável que o edema regresse no prazo de dois anos(17)(8).

GRANULOMA DE CONTACTO

O granuloma ou ulceração de contacto é observado principalmente em homens - frequentemente em advogados, ministros, professores e executivos. A tosse crónica ou a limpeza da garganta e o refluxo de ácido do estômago para a laringe posterior durante o sono também parecem causar ulceração de contacto. O stress ou conflito psicológico também são considerados.

A mucosa fina e o pericôndrio que recobrem a glote cartilaginosa ficam inflamados, talvez como resultado de uma aposição demasiado forte das aritenóides no início da emissão da voz (derrame glótico) ou durante a tosse crónica ou a limpeza da garganta. O refluxo ácido também pode aumentar a inflamação da área do processo vocal. A área traumatizada ulcera ou produz um granuloma amontoado.(17)(10)

A resolução do granuloma pode muitas vezes ocorrer espontaneamente ao longo de 3 a 6 meses após a medicação anti-refluxo. Assim, o papel da terapia vocal para abolir o pigarro, aumentar o tom médio da fala, etc., é indeterminado.

Depot A injeção de corticosteroide diretamente na lesão e na área à volta da sua base durante a laringoscopia indireta é considerada. A cirurgia deve ser o último recurso, porque a recorrência pós-operatória da úlcera ou do granuloma é previsível (20).

LARINGITE

A laringite, ou seja, a inflamação da laringe, é uma das **doenças** mais comuns da laringe e ocorre tanto na forma **aguda** como na crónica.

A laringite aguda (Fig. 25A) tem um início abrupto e é geralmente autolimitada. A etiologia da laringite aguda inclui a exposição a agentes nocivos inalados ou a agentes infecciosos associados a infecções do trato respiratório superior. Os agentes infecciosos são mais frequentemente virais, mas por vezes são bacterianos.

Se um doente tiver sintomas de laringite durante mais de 3 semanas, a doença é classificada como laringite crónica. A laringite crónica (Fig. 25B) pode ser causada por factores ambientais, como a inalação de fumo de cigarro ou de ar poluído (por exemplo, produtos químicos gasosos), a irritação provocada por inaladores para a asma, o uso incorreto da voz (por exemplo, uso prolongado da voz em volume ou altura anormais) ou a doença do refluxo gastroesofágico. Raramente, a inflamação da laringe resulta de doenças auto-imunes, como a artrite reumatoide, a policondrite recidivante, a granulomatose de Wegener ou a sarcoidose.

Durante as fases iniciais da inflamação, o endotélio vascular torna-se "permeável". Esta rutura dos vasos sanguíneos permite que o soro e outros factores penetrem na lâmina própria. Quando ocorre uma inflamação aguda, devem ser consideradas três fases de cicatrização da prega vocal. A recuperação de uma lesão inflamatória aguda começa quando os fibroblastos produzem vários componentes da matriz extracelular, incluindo colagénio, elastina, glicosaminoglicanos e proteoglicanos. A combinação adequada desses componentes é importante para manter a propriedade viscoelástica de cisalhamento das pregas vocais.

A deposição de tecido cicatricial é a segunda fase da cicatrização, seguida da contratura da ferida. Em casos de deposição excessiva de colagénio/cicatrizes, a estrutura em camadas da lâmina própria é interrompida e as propriedades vibratórias da mucosa são alteradas, resultando em disfonia considerável.

A videoestroboscopia desempenha um papel essencial na avaliação da elasticidade, viscosidade, volume e tensão das pregas vocais. A inflamação das pregas vocais provoca uma vibração irregular e/ou reduzida, que é ainda caracterizada na videoestroboscopia por uma diminuição da amplitude da vibração, uma diminuição da onda mucosa, uma vibração assimétrica e uma glote irregular

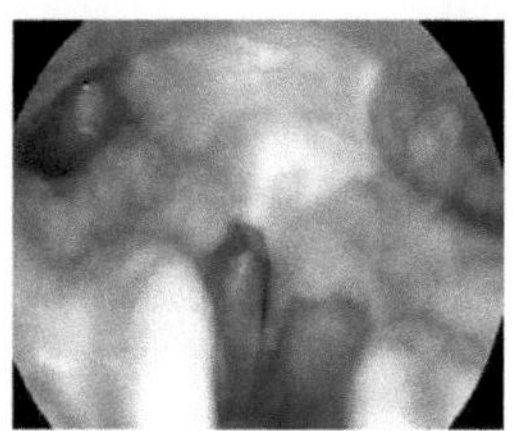

Figura 25A Laringite aguda

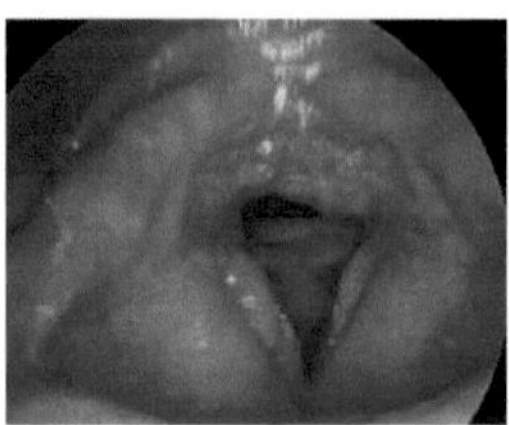

Figura 25B Laringite crónica

RASPAGEM

A cicatrização torna as pregas vocais rígidas. As pregas vocais rígidas necessitam da geração de uma maior pressão subglótica para as pôr em vibração. Por isso, os doentes com cicatrizes numa ou em ambas as pregas vocais queixam-se normalmente de um maior esforço na fonação e, consequentemente, de fadiga vocal. A cicatrização da área cicatrizada também é mais lenta a cada insulto inflamatório adicional. A cicatrização no bordo inferior da superfície de fecho das pregas vocais é mais difícil de detetar. Normalmente, o bordo superior da superfície de fecho pode e irá compensar. Com o aumento da extensão ou gravidade da cicatriz, a perda de flexibilidade das pregas vocais aumenta, dificultando assim fases adicionais do ciclo vibratório (Fig. 26) e resultando em sintomas vocais mais graves. (27)

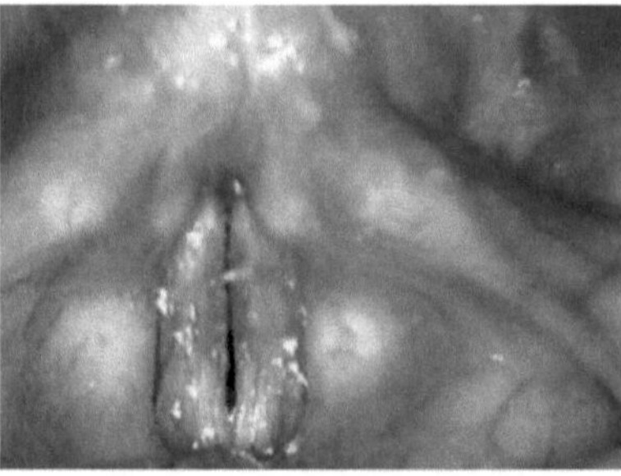

Figura 26 Cicatrização ligeira das pregas vocais detectada na estroboscopia

<u>**SULCO GLOBAL**</u>

A etiologia do sulco glótico é desconhecida, mas teoricamente ocorre no local de uma lesão da prega vocal ou de uma inflamação crónica. Se isto ocorrer na superfície medial da prega vocal, resulta num sulco ou numa dobra da mucosa (Fig. 27). Na área do sulco, a mucosa fica presa ao ligamento vocal subjacente, dando-lhe uma aparência retraída e presa. A cobertura mucosa pode fibrosar o ligamento vocal, resultando numa onda mucosa diminuída ou ausente na localização do sulco. Esta diminuição da maleabilidade restringe os efeitos de Bernoulli e mioelásticos da prega vocal, através dos quais o fluxo de ar transglótico medializa o bordo de ataque da prega vocal durante a vibração. O efeito global é normalmente uma frequência fundamental mais elevada com harmónicos significativamente reduzidos e uma qualidade de voz mais áspera. Existe também um defeito na superfície medial da prega vocal verdadeira ao longo do sulco que pode produzir um hiato glótico.(26)

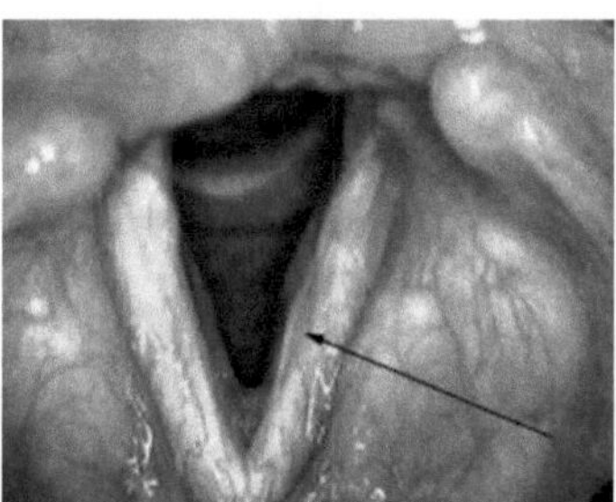

Figura 27 Sulco glótico

A videoestroboscopia revela depressões lineares ou áreas de fechamento incompleto e áreas de diminuição da onda mucosa correspondentes ao sulco.(26)

<u>**LESÕES MICROVASCULARES**</u>

As lesões microvasculares (varizes ou ectasias capilares) são colecções de vasos anormalmente grandes e enfraquecidos que se encontram mais frequentemente (83%) no aspeto superior ou medial da porção intermembranosa das pregas vocais (Fig. 28). São mais frequentemente observados em vocalistas profissionais (incluindo cantores) e pensa-se que surgem secundariamente a traumatismos repetitivos, variações hormonais ou inflamações repetidas. Ocasionalmente podem ser achados incidentais, mas podem resultar em hemorragia das pregas vocais, cicatrização e formação de pólipos.

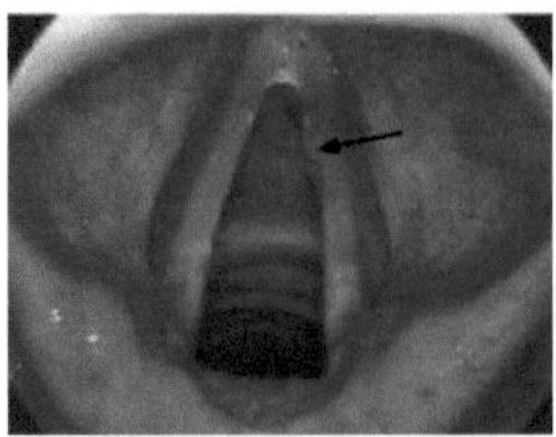

Figura 28 Lesão microvascular

As lesões podem interferir no padrão vibratório das pregas vocais, causando falta de clareza da voz, fadiga vocal ou disfonia súbita associada à hemorragia.(17)

Essas lesões podem alterar as características vibratórias ou o fechamento da prega vocal verdadeira. Isto pode ser secundário a um efeito de massa diferencial na vibração da prega vocal ou interposição física da lesão entre as bordas das pregas vocais.(28) Isto pode dificultar o movimento da camada de "cobertura" sobre o "núcleo" da prega vocal, e produz maior rigidez da prega vocal. Por outro lado, alguns relatos referem que as ectasias de seus pacientes não interferiram muito na vibração estroboscópica.(29)

Pode ser necessária terapia da voz e do canto, tratamento da inflamação associada e, ocasionalmente, vaporização precisa ou diatermia pontual do(s) vaso(s) de alimentação.(17)

REFLUXO LARINGOFARÍNGEO

O termo *refluxo* significa literalmente *refluxo*. O refluxo do conteúdo do estômago para o esófago é comum e muitos doentes com DRGE têm sintomas como azia e regurgitação relacionados com a inflamação do esófago por ácido e enzimas digestivas. Quando o material refluído escapa do esófago e entra na laringofaringe acima, o evento é denominado *refluxo laringofaríngeo* (RLF). O refluxo laringofaríngeo afecta tanto crianças como adultos e pode estar associado a um padrão agudo, crónico ou intermitente de laringite, com ou sem formação de granuloma.(30)

Os doentes com "laringite de refluxo" (LPR) apresentam rouquidão, mas quase dois terços negam ter tido azia. Outros sintomas da garganta, como o globus faríngeo (sensação de um caroço na garganta), disfagia, pigarro crónico e tosse, estão frequentemente associados ao RLF.(30)

Os achados físicos observados em exames de imagem da laringe que geralmente se acredita estarem associados à doença do RLF incluem aumento da inflamação ou eritema interaritenóideo ou glótico posterior (Fig. 29A), hipertrofia da comissura posterior (cobblestoning), edema e eritema das pregas vocais, vascularização das pregas vocais e acúmulo de muco (Fig. 29B).(26) No entanto, Milstein et al descobriram pelo menos um sinal de irritação do tecido laríngeo em 80% a 90% dos pacientes testados que não apresentavam história de queixa otorrinolaringológica ou diagnóstico de DRGE.(31) O grau de edema verdadeiro das pregas vocais causado pelo RLF em casos individuais ditará o grau de anormalidade observado na avaliação das características vibratórias das pregas vocais. As anormalidades vibratórias das pregas vocais causadas pelo RLF serão consistentes com as alterações decorrentes da inflamação das pregas vocais por qualquer causa. A maior parte da ênfase em relação aos sinais de RLF na imagem laríngea tem sido na avaliação de sinais estáticos, em vez do impacto do RLF nas características vibratórias das pregas vocais. (26)

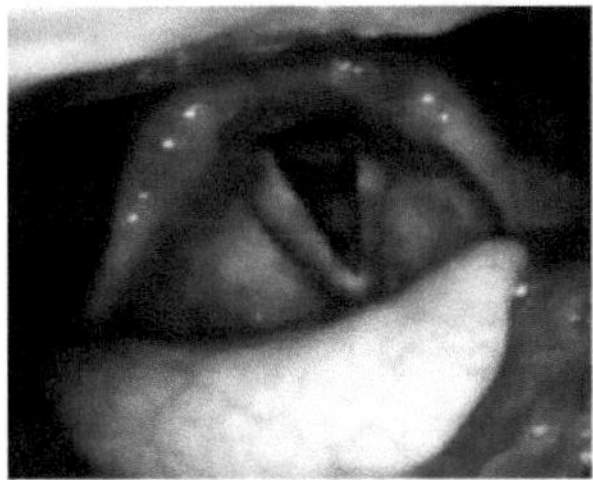

Figura 29A eritema da mucosa que reveste as cartilagens aritenoides na doença de refluxo

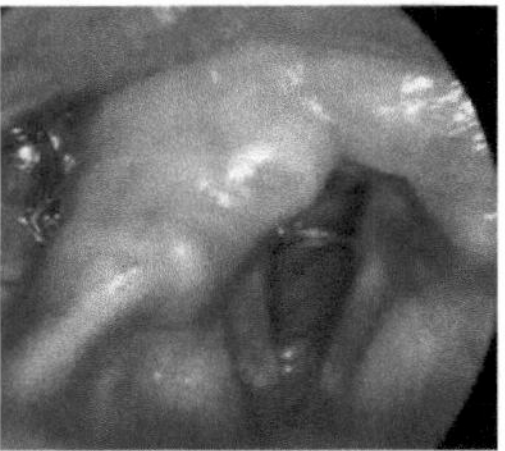

Figura 29B Aumento da produção de muco na doença de refluxo

Existem três níveis de tratamento anti-refluxo: *nível I* - dietético e estilo de vida

modificação mais antiácidos, *nível II-nível* I mais uso de um antagonista do recetor H2 da histamina (como cimetidina, ranitidina ou famotidina), e *nível* III-cirurgia *anti-refluxo (por exemplo,* fundoplicatura) ou terapia com inibidor da bomba de protões (PPI) (por exemplo, omeprazol, esomeprazol, lansoprazol, pantoprazol ou rabeprazol).

<u>**PAPILOMATOSE DA LARINGE**</u>

O papiloma é um tumor epitelial benigno que se apresenta como uma massa epitelial verrucosa numa das cordas vocais. Os papilomas penetram geralmente na camada superficial, mas podem ocasionalmente envolver a camada intermédia e profunda da lâmina própria da prega vocal. É causado pelo vírus do papiloma humano (HPV) dos tipos 6 e 11. Os papilomas são mais comuns em crianças entre os dois e os quatro anos de idade e são comparativamente raros em adultos. Nos adultos, é pouco provável que a remoção cirúrgica do tumor seja seguida de uma recidiva. No entanto, nas crianças, estes tumores tendem a recidivar e podem ocorrer papilomas múltiplos nas pregas vocais verdadeiras e falsas, estendendo-se à epiglote e, ocasionalmente, alguns estendem-se à traqueia e aos brônquios. Como o prognóstico melhora com a idade, a probabilidade de extensão e recorrência diminui com a idade adulta. (7)(17)

<u>**PARALISIA E PARESIA DA LARINGE**</u>

A aparência laringoscópica da paralisia das pregas vocais reflecte a considerável variação na fisiopatologia subjacente à condição. Facilmente (e muitas vezes) considerada como representando uma simples ausência de inervação, a paralisia das pregas vocais é, de facto, o produto de uma gama de disfunções neurais subjacentes que englobam a desnervação parcial, a desnervação completa e graus e padrões variáveis de reinervação. Uma apreciação desta heterogeneidade, juntamente com a compreensão de que a paralisia das pregas vocais é um fenómeno dinâmico

condição que tende a evoluir após o início, está no centro da interpretação do exame laringoscópico

exame.(32)

A hipomobilidade acentuada das pregas vocais é o principal sinal de paralisia. A posição do monte das aritenóides, composto pela cartilagem aritenoide e pelas cuneiformes sobrejacentes, é melhor avaliada durante a respiração tranquila. Pode estar na vertical e essencialmente simétrico com o seu par ou inclinado para a via aérea em graus variáveis; esta deslocação é frequentemente referida como *prolapso* e representa uma falta de suporte muscular da cartilagem (Fig. 31). A própria prega vocal pode parecer ter um tónus normal ou diminuído. A aparência "frouxa" nesta última condição resulta tipicamente num contorno côncavo da margem vibratória, frequentemente descrito como "arqueamento". (Fig. 30) A presença de salivação, tipicamente no seio piriforme do lado da paralisia, indica a presença de um trio de défices resultantes de uma lesão do tronco principal do vago - a chamada lesão vagal alta. (32) A disfonia na paralisia das pregas vocais é principalmente, embora não exclusivamente, a conseqüência acústica do fechamento glótico incompleto e das irregularidades na vibração das pregas vocais resultantes das diferenças de tensão e forma das mesmas. A configuração da insuficiência glótica na maioria das paralisias unilaterais pode ser essencialmente fusiforme, envolvendo principalmente a porção membranosa da prega vocal, ou em V, marcada por um afastamento entre os processos vocais da cartilagem aritenoide (*gap glótico posterior*).

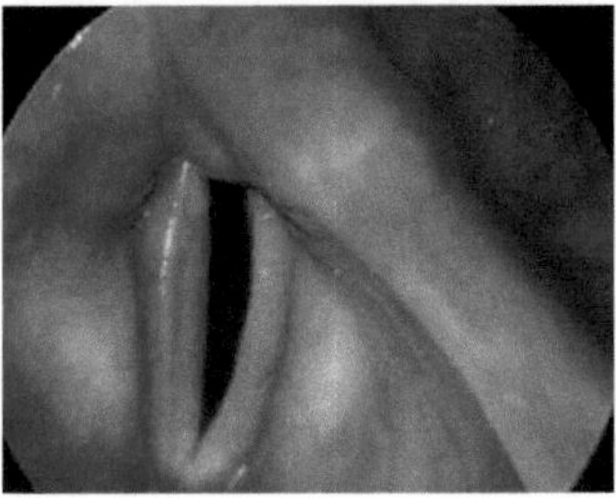

Figura 30 Arqueamento da corda vocal esquerda na paralisia vocal esquerda

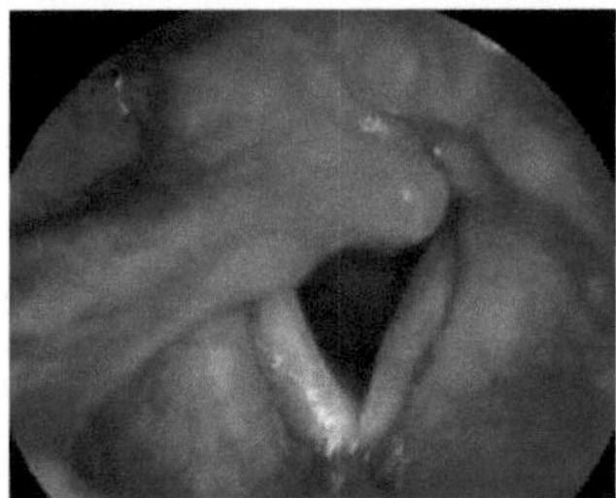

Figura 31 Prolapso da aritenoide direita na paralisia da corda vocal direita

Na estroboscopia, a diminuição da tensão das pregas vocais produz um aumento da amplitude da vibração, um aumento da deslocação lateral do tecido das pregas vocais durante o ciclo vibratório e mudanças de fase da onda mucosa ou uma assimetria absoluta na frequência da vibração. Nos casos mais graves, a vibração da mucosa será francamente aperiódica. Como o exame estroboscópico depende de uma frequência estável de vibração para cronometrar os flashes de luz, esses casos produzem a ilusão de vibração não sequencial, quadros de vídeo "saltados" e outras irregularidades. O verdadeiro valor da estroboscopia reside na visualização mais precisa da configuração e do grau de insuficiência glótica (Fig. 32). O delineamento nítido da margem vibratória da prega vocal durante a fonação é fundamental para essa tarefa. Mesmo em casos de insuficiência glótica limítrofe, a estroboscopia pode permitir uma estimativa mais precisa do grau de insuficiência glótica por meio da contagem de quadros. O examinador inicia a revisão de um ciclo fonatório numa imagem em que a glote está inequivocamente fechada. Depois, prosseguindo quadro a quadro até completar o ciclo, cada imagem em que é visível espaço entre as pregas vocais é contada como "aberta". O número total de quadros abertos é dividido pelo número total de quadros num ciclo para obter o quociente de abertura. Este valor varia em diferentes alturas e volumes, mas como generalização, o quociente de abertura normal é de aproximadamente 0,5 na fonação modal.(32)

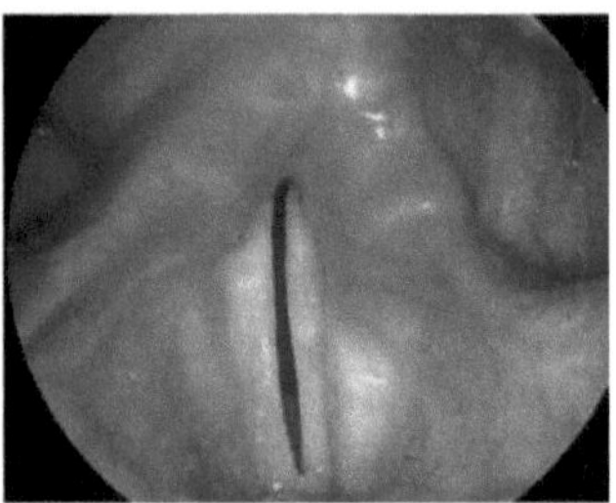

Figura 32 Configuração glótica na paralisia da corda vocal direita

Tal como na paralisia, a hipomobilidade das pregas vocais é provavelmente o sinal mais comum de paresia motora, embora a mobilidade seja mantida em muito maior grau na paresia. As assimetrias na tensão das pregas vocais podem ser o resultado tanto de paresia laríngea recorrente como superior e podem manifestar-se exclusivamente como assimetria do movimento da onda mucosa, percetível apenas no exame sob luz estroboscópica. Nem todas essas assimetrias são susceptíveis de serem significativas. A consistência de tais achados em vários tons e intensidades, e com as queixas do paciente, é um elemento importante para julgar a sua relevância.(32)

LEUCOPLASIA E NEOPLASIA DA LARINGE

A leucoplasia laríngea é definida como uma mancha branca na corda vocal (Fig. 33) e tem sido relatada como tendo um potencial de transformação maligna de 1 a 40%.(33) A leucoplasia é o resultado de alterações celulares no epitélio da prega vocal sobrejacente. A leucoplasia pode aparecer como uma lesão superficial uniformemente lisa que afecta uma porção de uma ou ambas as pregas vocais ou como uma área espessa e rugosa da prega vocal. Algumas destas lesões estendem-se através da comissura anterior.

Outras envolvem uma distribuição em forma de retalho ao longo da prega vocal. Raramente, a leucoplasia pode afetar as estruturas supraglóticas, o corpo da aritenoide e a região interaritenóidea. Algumas leucoplasias estão associadas a eritema, pelo que é utilizado o termo *eritroleucoplasia*. A eritroleucoplasia é a lesão com maior probabilidade de ser maligna.(34)

A leucoplasia nas cordas vocais representa um vasto espetro de patologia, com uma variedade de potencial maligno correspondente. A leucoplasia, sem eritema circundante, pode representar uma transformação benigna denominada hiperqueratose ou paraqueratose. Estas lesões estão confinadas à mucosa das cordas vocais e apresentam uma maturação celular espessada, mas ordenada, desde a camada basal até à superfície, não demonstrando assim qualquer grau de displasia. Por outro lado, uma leucoplasia grosseiramente semelhante da prega vocal pode demonstrar uma desordem crescente do processo de maturação celular desde a camada basal até à superfície e representar uma displasia ligeira, moderada ou grave, dependendo do grau de anormalidade. O risco de transformação maligna aumenta à medida que a gravidade da displasia aumenta.(35) Espera-se que as lesões diagnosticadas como displasia leve se transformem em 2 a 12% dos casos, e que a displasia moderada se transforme em 7 a 27% dos casos. O carcinoma in situ é diagnosticado quando as alterações displásicas são graves, mas a lesão não penetra na membrana basal. O carcinoma invasivo ocorre quando as células epiteliais anormais invadem os tecidos abaixo da membrana basal.(34)

O uso da videoestroboscopia para avaliar e acompanhar pacientes com leucoplasia é altamente valioso. Em pacientes com leucoplasia fina e superficial, o padrão de vibração das pregas vocais pode permanecer completamente intacto com uma fase vibratória, amplitude, periodicidade e fechamento glótico normais. Neste grupo de pacientes, a malignidade é altamente improvável.

Em doentes com leucoplasia espessa isolada, a prega vocal afetada pode vibrar com amplitude, periodicidade e fase de vibração normais; no entanto, o encerramento glótico pode ser afetado pela lesão espessa. Além disso, a área de leucoplasia espessa frequentemente demonstrará um segmento adinâmico dentro da mucosa da prega vocal. Algumas dessas lesões isoladas podem representar uma lesão benigna, enquanto outras podem ser malignas. Assim, estas lesões podem justificar a excisão cirúrgica com uma margem de ressecção apertada e a preservação máxima da camada superficial subjacente da lâmina própria. Em doentes com leucoplasia bilateral e leucoplasia difusa, a natureza vibratória da prega vocal está gravemente perturbada e a natureza periódica da vibração da prega vocal é tão anormal que a vibração da prega vocal está ausente, como se pode observar na videostromboscopia. A natureza aperiódica da frequência fundamental impede que a placa de filtragem na unidade de videoestroboscopia forneça uma saída de luz que seja assíncrona à vibração das pregas vocais. Sem um rastreio adequado do sinal da fonte sonora, a videoestroboscopia tem uma utilidade mínima. Ao comparar hiperqueratose, paraqueratose e vários graus de displasia, a videoestroboscopia pode não produzir diferenças significativas. Todas essas são lesões benignas que envolvem o epitélio da prega vocal e não se estendem para a lâmina própria superficial.

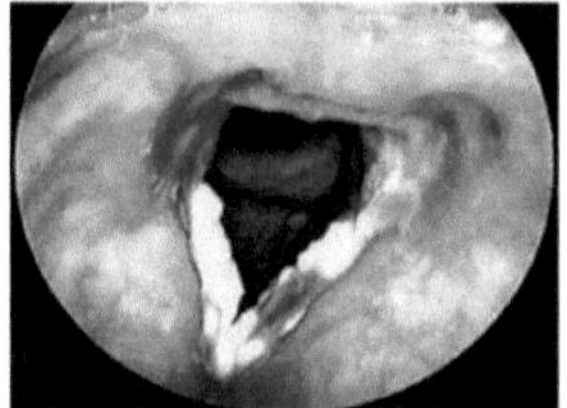

Figura 33 Leucoplasia das pregas vocais

Em lesões muito superficialmente invasivas, espera-se que a anormalidade vibratória seja limitada à própria lesão. À medida que o grau de invasão progride, a videoestroboscopia pode demonstrar uma perda generalizada da vibração das cordas vocais no local da leucoplasia que se estende à mucosa da prega vocal circundante. Infelizmente, as alterações esperadas na vibração com o aumento do grau de invasão tecidular não são clinicamente fiáveis. Em um estudo cego de alterações pré-malignas e malignas em estágio inicial das pregas vocais, Colden et al. demonstraram que as características vibratórias dos dois grupos de lesões não são consistentemente distinguíveis por avaliadores especialistas.(36)

À medida que as lesões de carcinoma espinocelular avançam de estádio, pode observar-se a fixação das cordas vocais ou a diminuição do movimento da prega vocal. A videoestroboscopia mostra alterações não só da mucosa da prega vocal, mas também alterações devidas ao encerramento glótico incompleto associado a paresia ou paralisia vocal. A perda do encerramento glótico está frequentemente associada a uma hiperfunção da prega ventricular contralateral como estratégia de compensação. Isso pode limitar a visão geral da onda mucosa durante a análise estroboscópica. Quando a onda mucosa pode ser visualizada nesses pacientes, a aperiodicidade grave é comum devido à restrição na maleabilidade da mucosa da prega vocal.(34)

CAPÍTULO 5

MATERIAL E MÉTODO

A. <u>CONCEPÇÃO E CONTEXTO DO ESTUDO</u>

Este é um estudo prospetivo de intervenção realizado no Departamento de Otorrinolaringologia do Yashoda Hospital, Malakpet, Telangana.

B. <u>PERÍODO DE ESTUDO</u>:

A duração do estudo foi de dois anos, de agosto de 2013 a agosto de 2015

C. <u>OBJECTOS DE ESTUDO</u>:

O estudo incluiu todos os doentes (com mais de 10 anos de idade e de ambos os sexos) que se dirigiram ao Serviço de Consulta Externa de Otorrinolaringologia do Yashoda Hospital, Malakpet, com queixas de alteração da voz.

D. <u>TAMANHO DA AMOSTRA</u>:

Um total de 50 pacientes sintomáticos

E. <u>CRITÉRIOS DE INCLUSÃO</u>:

- Doentes de ambos os sexos com idade superior a 10 anos

- Pacientes com lesões nas cordas vocais que foram submetidos a cirurgia microlaríngea

F. <u>CRITÉRIOS DE EXCLUSÃO</u>

- Crianças com menos de 10 anos, uma vez que a estrutura laminar das cordas vocais não está desenvolvida

- Paralisia/Parésia das cordas vocais

- Pacientes com lesões nas cordas vocais que não foram submetidos a cirurgia microlaríngea

- Afonia completa / Disfonia grave em que o efeito estroboscópico não pode ser produzido

G. PROCEDIMENTO:

Foram considerados todos os doentes que se dirigiram ao nosso Serviço de Medicina Geral e Familiar com queixas de alteração da voz e que cumpriam todos os critérios de inclusão e exclusão.

Foi feita uma história detalhada de todos os doentes, que incluiu o início dos sintomas e a sua progressão, factores de agravamento ou alívio como constipação, tosse, história de abuso vocal, variação diurna, fadiga vocal e outros sintomas associados como aspiração, refluxo gastro-esofágico e pigarro.

Todos os pacientes foram examinados clinicamente no ambulatório. As cordas vocais foram avaliadas por 1) Videolaringoscopia rígida de 70^0 2) Videolaringoscopia flexível, 3) Videostroboscopia. As características da lesão foram

anotado.

VIDEO-LARINGOSCOPIA **RÍGIDA DE 70°:** O exame laríngeo com um endoscópio rígido de 70 graus foi efectuado com o doente ligeiramente inclinado para a frente a partir das ancas, mantendo as costas direitas. O pescoço e o queixo foram estendidos e a língua foi projectada. A língua foi envolvida com gaze e mantida suavemente durante o exame. O endoscópio foi avançado logo abaixo da úvula ou entre a úvula e os pilares fauciais até que a epiglote fosse visualizada. A ponta do endoscópio foi virada para a bochecha durante a inserção, para evitar que resíduos de língua cobrissem a lente, o que ajudou a manter a lente mais limpa. O facto de o doente vocalizar um "ei" sustentado baixou a base da língua e facilitou esta colocação. Em seguida, o paciente foi instruído a sustentar "ee", o que moveu a epiglote anteriormente para uma melhor visualização das pregas vocais. O ângulo foi variado para diferentes níveis de ampliação e diferentes campos de visão. As tarefas durante esta parte do exame incluem respiração em repouso, respiração profunda, tosse fácil ou limpeza da garganta, e diadococinesia laríngea, que consiste em repetições rápidas de "ee" com paragens glóticas entre as produções.

VIDEO-LARINGOSCOPIA FLEXÍVEL: A endoscopia flexível foi efectuada após

a aplicação de um anestésico tópico (xilocaína a 4%) e de um vasoconstritor (xilometazolina).
O doente estava sentado, com a cabeça em posição neutra, os olhos abertos e o rosto relaxado.
O laringoscópio flexível é passado através do nariz, por baixo do corneto inferior ou entre o
corneto inferior e o corneto médio do nariz. Quando o laringoscópio atinge a parte posterior
do nariz, é fletido para baixo e o doente é instruído para

respirar pelo nariz, relaxando assim o palato mole e abrindo a nasofaringe posterior o
suficiente para permitir a passagem do laringoscópio para a orofaringe e daí para a hipofaringe e a
entrada da laringe. As tarefas durante esta parte do exame foram as mesmas que as executadas durante
a endoscopia rígida no tom e volume mais confortáveis.

VIDEOSTROBOSCOPIA: A videoestroboscopia foi efectuada com um endoscópio rígido (ângulo
de visão de 90 graus) ou com um laringoscópio flexível. Colocou-se um estetoscópio no pescoço do
doente (Fig. 34) para medir a frequência de vibração das pregas vocais e ajustou-se a frequência de
flashes estroboscópicos a uma frequência ligeiramente afastada e vários múltiplos mais lenta do que
a vibração das pregas vocais, permitindo gravar imagens de partes sequenciais do ciclo vibratório e
visualizá-las como um filme "virtual" em câmara lenta da vibração das pregas vocais. Um pedal para
alternar o modo de gravação/reprodução entre os modos de funcionamento de câmara lenta e de
congelação (Fig. 35). Uma vez posicionados o aparelho e o estetoscópio de forma óptima, deve pedir-
se ao doente que execute uma série de tarefas vocais. A maioria dos parâmetros estroboscópicos foi
avaliada no tom e na intensidade mais confortáveis (MCPL), e depois a sua variação com as alterações
do tom e da intensidade. As gravações estroboscópicas foram revistas para avaliar os padrões
vibratórios das pregas vocais, facilitando a reprodução de vídeo e áudio em tempo real. Os parâmetros
estroboscópicos avaliados incluíram o padrão de fechamento glótico, a amplitude da vibração, a onda
mucosa, a simetria e a regularidade. Foi feito um diagnóstico provisório com estroboscopia.

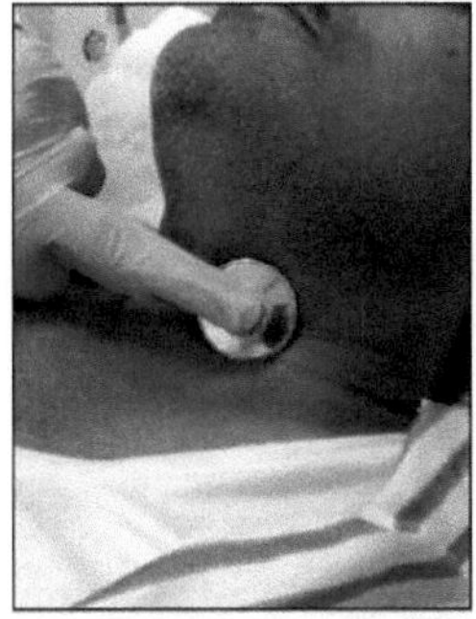

Figura 34 Colocação do estetoscópio no pescoço

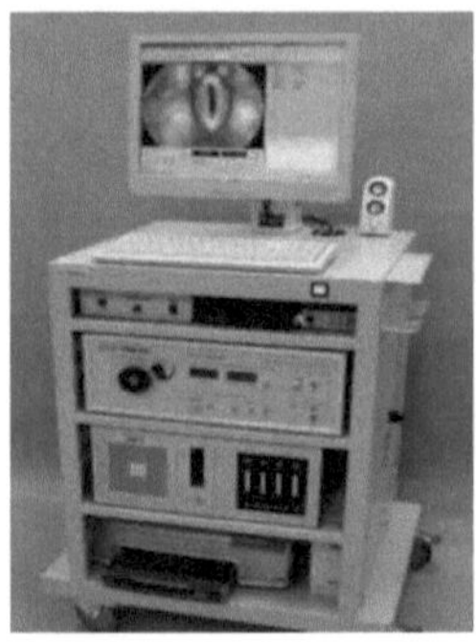

Figura 35 Unidade de estroboscopia vídeo

Após uma avaliação pré-operatória completa, os doentes foram levados para cirurgia microlaríngea (MLS). A lesão foi excisada e enviada para histopatologia de rotina em cada caso. Os achados intra-operatórios e o diagnóstico histopatológico final foram então correlacionados com os diagnósticos videolaringoscópicos rígidos e flexíveis e com os diagnósticos videoestroboscópicos.

H. <u>RESULTADO ESPERADO:</u>

Avaliar o valor da estroboscopia no diagnóstico das lesões das cordas vocais

I. <u>CEGUEIRA/MASCARAMENTO:</u>

Este estudo não pode ser cego, uma vez que se trata de um procedimento de intervenção.

CAPÍTULO 6
RESULTADOS E OBSERVAÇÃO

Foram avaliados 50 pacientes com lesões nas cordas vocais e o diagnóstico clínico foi feito através de videolaringoscopia rígida (70°), videolaringoscopia flexível e videoestroboscopia. Todos os pacientes foram submetidos à cirurgia microlaríngea e o diagnóstico final foi feito com exame histopatológico. Os achados intra-operatórios e o diagnóstico histopatológico final foram co-relacionados com o diagnóstico clínico efectuado com videolaringoscopia rígida, flexível e videoestroboscopia, utilizando uma análise percentual simples.

DISTRIBUIÇÃO POR SEXO

Dos 50 doentes seleccionados para o estudo, 39 eram do sexo masculino e 11 do sexo feminino (rácio de homens e mulheres = 3,5:1). (Fig. 36)

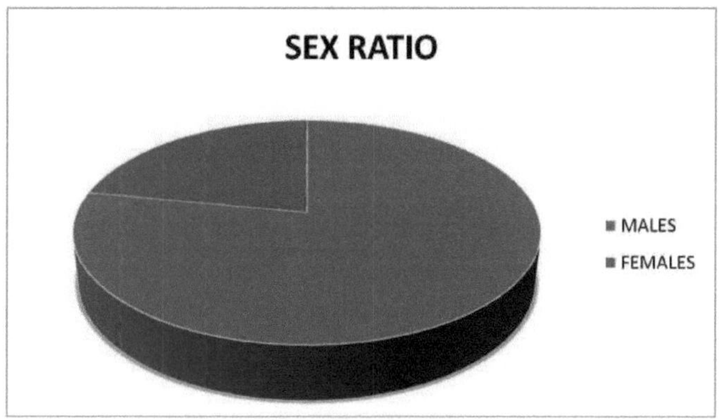

Figura 36 Rácio entre os sexos

DISTRIBUIÇÃO ETÁRIA

A faixa etária variou entre os 12 e os 82 anos, com uma média de 46,7 anos. 14 pacientes

estavam na faixa etária de 41 a 50 anos. (Fig. 37)

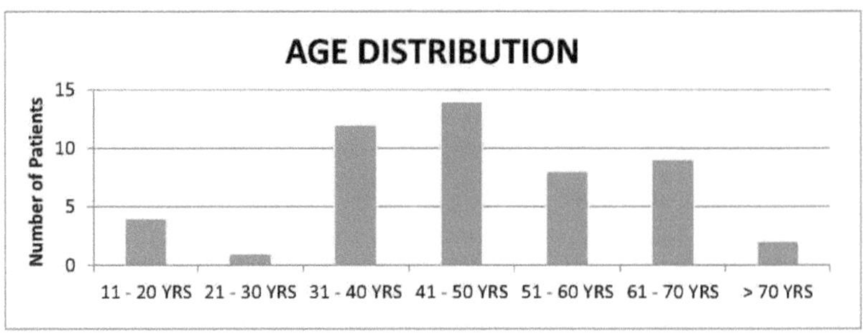

Figura 37

DURAÇÃO DOS SINTOMAS

De todos os casos, o máximo de casos apresentou-se dentro de 1-3 meses após o início dos sintomas, com uma duração mínima de 7 dias e máxima de 1 ano após o início dos sintomas. (Fig. 38)

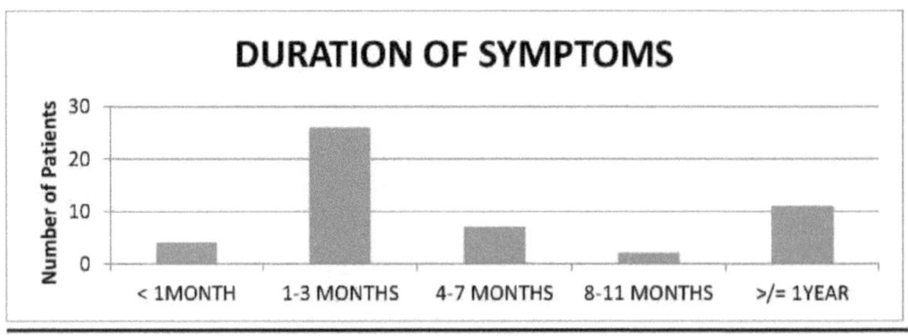

Figura 38

SINTOMAS

Todos os doentes apresentavam como queixa principal uma alteração da voz. A maioria dos doentes tinha sintomas associados, tais como dor de garganta, tosse, pigarro frequente, sensação de corpo estranho na garganta, fadiga vocal, irritação da garganta, etc. (Fig. 39)

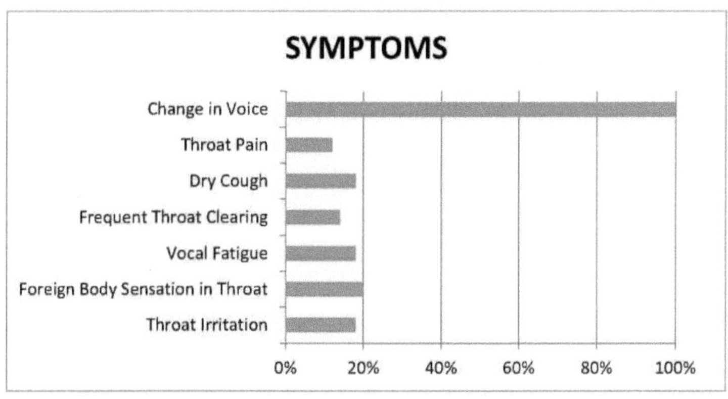

Figura 39

UTILIZAÇÃO EXCESSIVA DA VOZ

40 doentes que se apresentaram tinham o hábito de falar excessivamente, quer devido à sua atividade profissional, quer devido ao seu hábito (Fig. 40). Observou-se que a maioria das lesões laríngeas era comum entre aqueles que usavam a voz excessivamente, por exemplo, professores/palestrantes, homens de negócios/executivos de marketing. Todos estes doentes usavam a voz de forma excessiva devido às suas necessidades profissionais.

Figure 40

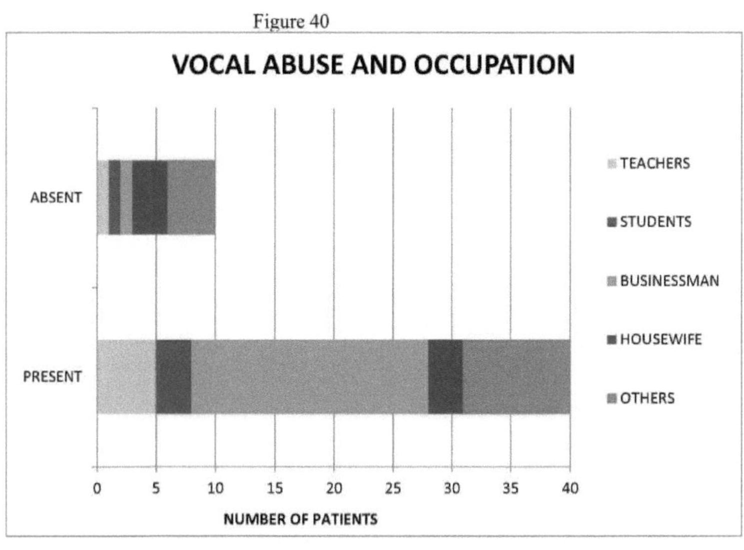

Poucos doentes eram fumadores, alcoólicos ou ambos. Três tinham o hábito de mascar tabaco ou noz de escaravelho. (Tabela 5)

Habit	Number of Patients
Smoking and tobacco chewing	1
Smoking	2
Alcohol	6
Smoking and Alcohol	3
Tobacco chewing	3
Drinking and Betel Nut Chewing	1

Quadro 5

DIAGNÓSTICO VIDEOLARINGOSCÓPICO RÍGIDO DE 70°

Na videoendoscopia, 21 pacientes apresentavam lesões na prega vocal direita, 15 na esquerda e 5 na bilateral. Em 9 pacientes, a lesão não pôde ser identificada à videolaringoscopia rígida. Considerando as lesões bilaterais como duas lesões, sendo bilaterais 5 casos, ou seja, 10 lesões, 21 lesões direitas e 15 lesões esquerdas, obtemos um total de 46 lesões que foram identificadas na videolaringoscopia rígida de 70°. (Fig. 41)

As lesões foram identificadas com base na sua localização, tamanho, forma e aspeto. A lesão mais comum foi um pólipo vocal. 4 casos foram suspeitos de malignidade no exame videolaringoscópico rígido. Em 6 casos, o diagnóstico foi inconclusivo, ou seja

a lesão não pôde ser definitivamente classificada.

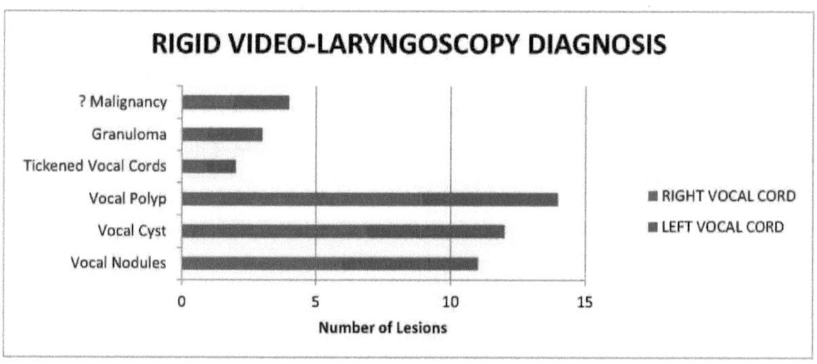

DIAGNÓSTICO FLEXÍVEL POR VIDEOLARINGOSCOPIA

Na videolaringoscopia flexível, 22 pacientes apresentavam lesões na prega vocal direita, 17 pacientes na prega vocal esquerda e 8 pacientes apresentavam lesões bilaterais nas pregas vocais. Em 3 pacientes, a lesão não pôde ser identificada à videolaringoscopia flexível. Considerando as lesões bilaterais como duas lesões, sendo bilaterais em 8 casos, ou seja, 16 lesões, 22 à direita e 17 à esquerda, obtemos um total de 55 lesões que foram identificadas na videolaringoscopia flexível (Fig. 42).

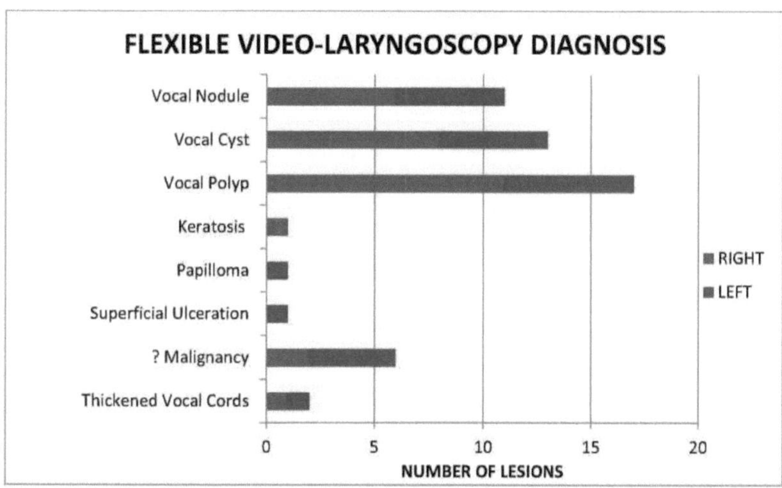

Figura 41

As lesões foram identificadas com base na sua localização, tamanho, forma e aspeto. A lesão mais comum foi um pólipo vocal. 6 casos foram suspeitos de malignidade na videolaringoscopia flexível.

Duas lesões que não puderam ser visualizadas na videolaringoscopia rígida foram identificadas como queratose da corda vocal direita e papiloma da corda vocal esquerda. Três pacientes que pareciam ter lesões unilaterais na videolaringoscopia rígida apresentaram lesões bilaterais na videolaringoscopia flexível. Em outro paciente, que foi diagnosticado com nódulos vocais bilaterais na videoendoscopia, foi encontrada ulceração na prega vocal esquerda ao invés de nódulo na videolaringoscopia flexível. Em 2 casos o diagnóstico permaneceu inconclusivo mesmo após a videolaringoscopia flexível.

EXAME VÍDEO-ESTROBOSCÓPICO

LADO DA LESÃO

A estroboscopia revelou 22 lesões no lado direito, 18 no lado esquerdo e 11 bilaterais (Fig. 43)

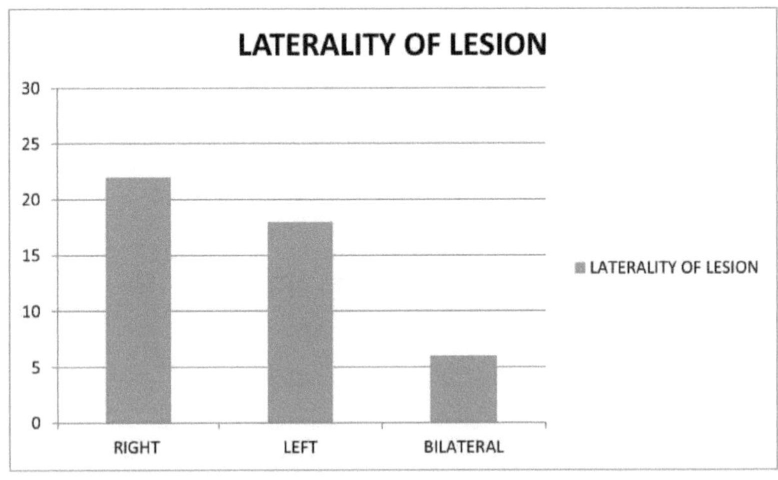

Figura 43

LOCAL DA LESÃO

A maioria das lesões (40%) estava localizada na junção do 1/3 anterior e médio[rd] das cordas vocais. Outros locais das lesões incluíam a metade anterior ou posterior das cordas vocais, o 1/3 anterior ou médio[rd] das cordas vocais e a metade posterior das cordas vocais. Três lesões localizavam-se no processo vocal.

ENCERRAMENTO GLÓTICO

O fechamento irregular foi observado em 10 casos (20%). O fechamento completo foi observado apenas no granuloma dos processos vocais. O fechamento em ampulheta foi observado em 8 casos (16%), dos quais 2 apresentavam nódulos vocais bilaterais e 4 apresentavam lesões benignas bilaterais localizadas em sítios idênticos em ambas as cordas vocais.

Os diferentes tipos de configurações glóticas observados foram os seguintes (Tabela 6):

Tabela 6 - Configurações glotais

S.No.	GLOTTAL CONFIGURATION	PERCENTAGE
1.	COMPLETE	4%
2.	IRREGULAR	20%
3.	HOUR GLASS	16%
4.	POSTERIOR GAP	8%
5.	VARIABLE	52%

ONDAS MUCOSAL

Das 62 lesões identificadas na estroboscopia, 11% apresentaram ausência completa de ondas mucosas no lado da lesão, o que foi sugestivo de malignidade. 4,8% mostraram ondas mucosas reduzidas no lado da lesão com segmentos adinâmicos (áreas não vibratórias da prega vocal sem onda mucosa e com baixa amplitude de vibração), um deles foi diagnosticado como ceratose e outros dois foram suspeitos de serem malignos devido à sua aparência. A onda mucosa estava intacta em 54% das lesões, que constituíam principalmente nódulos vocais e pólipos. Em 17%, *a onda* mucosa estava reduzida e ausente sobre a lesão, o que é caraterístico de um cisto vocal. A onda mucosa estava reduzida no lado da lesão num total de 16 lesões (25 por cento) (Fig. 44)

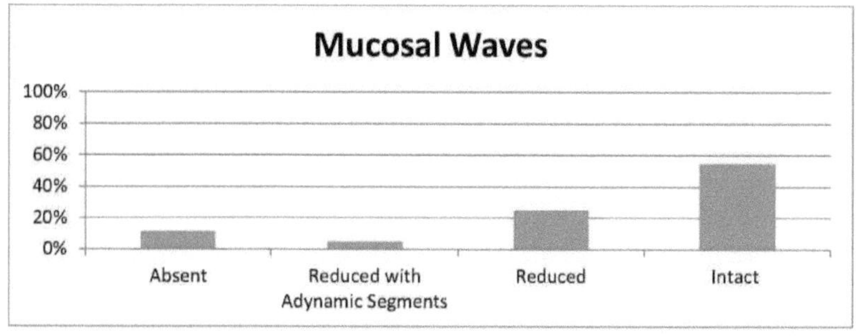

AMPLITUDE

A amplitude da vibração foi reduzida em quase todos os casos no lado da lesão. Em 7 lesões não havia amplitude de vibração, pois a onda mucosa estava completamente abolida. Apenas em 2 casos, o granuloma do processo vocal esquerdo e o granuloma de intubação, a amplitude de vibração era normal.

SIMETRIA

Havia assimetria em todos os casos, exceto em 3 casos de nódulo vocal bilateral e 2 casos de granuloma.

PERIODICIDADE

As ondas mucosas eram aperiódicas em todos os casos, exceto naqueles com nódulos vocais bilaterais e granuloma.

DIAGNÓSTICO ESTROBOSCÓPICO

As seguintes lesões foram identificadas na estroboscopia com base no local da lesão, no fechamento glótico, na simetria, na amplitude e na periodicidade das ondas mucosas. (Fig. 45)

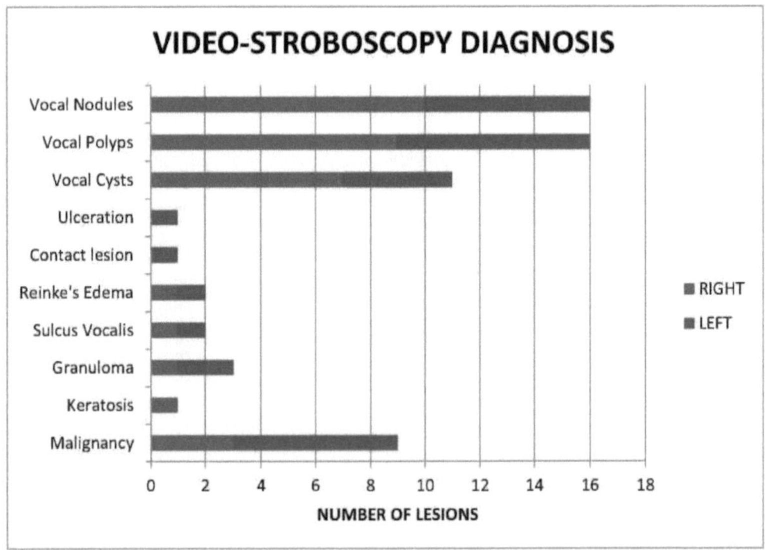

Figura 45

CAPÍTULO 7

VIDEOLARINGOSCOPIA RÍGIDA E FLEXÍVEL E VIDEOESTROBOSCOPIA

O diagnóstico vídeo-estroboscópico não coincidiu com o diagnóstico vídeo-endoscópico rígido e flexível em 46% e 36% dos doentes, respetivamente. O exame estroboscópico levou a uma alteração do diagnóstico provisório em 36% dos casos. (Fig. 46)

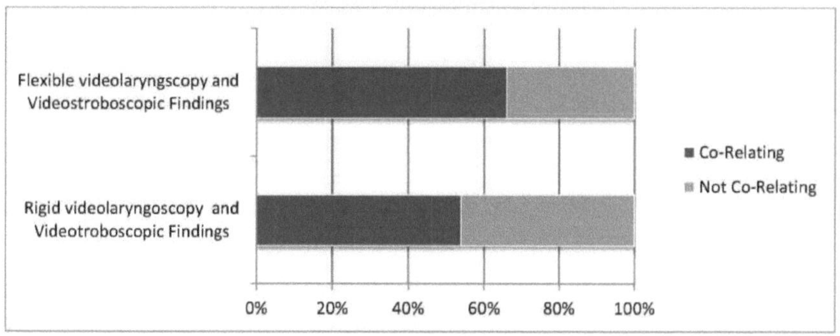

Figura 46

Dois pacientes, que pareciam ter lesões benignas nas cordas vocais, eram suspeitos de ter

lesão maligna à estroboscopia devido ao fechamento glótico irregular e ausência de ondas mucosas sobre as cordas vocais. Noutro doente, em que não foi possível identificar qualquer lesão evidente nas cordas vocais com a videolaringoscopia rígida e flexível, a videoestroboscopia revelou a presença de nódulos bilaterais nas cordas vocais. Na estroboscopia foi identificada uma lesão de contacto e sulco vocal, que não foi identificada na videolaringoscopia rígida e flexível. Em 18 casos, houve uma mudança de diagnóstico de uma lesão benigna para outra, dos quais 9 casos foram co-relacionados no exame histopatológico. Um doente que apresentava cordas vocais espessadas foi diagnosticado como edema de reinkes à estroboscopia, uma vez que as ondas e a amplitude da mucosa apresentavam uma redução acentuada. A estroboscopia também ajudou a estabelecer o diagnóstico em dois casos em que não foi possível fazer um diagnóstico conclusivo utilizando a videolaringoscopia rígida e flexível. Registou-se uma alteração na

diagnóstico 36% dos pacientes, conforme listado na Tabela 7

Quadro 7

S.No	PROVISIONAL DIAGNOSIS	DIAGNOSIS AFTER STROBOSCOPIC EXAMINATION
1.	Papilloma Left Vocal Cord	? CA Left Vocal Cord
2.	Left Vocal Cord Cyst	? CA Left Vocal Cord
3.	B/L Thickened Vocal Cords	Reinke's Edema
4.	Left Vocal Cyst, Right Vocal Polyp	Bilateral Vocal Polyps
5.	Right Vocal Polyp	Right Vocal Nodule
6.	No Obvious Lesion Identified	Bilateral Vocal Nodules
7.	Right Vocal Polyp	Right Vocal Cyst, Left Vocal Nodule
8.	Left Vocal Nodule	Left Vocal Cyst
9.	Right Vocal Cyst	Right Vocal Polyp
10.	Right Vocal Polyp	Right Vocal Nodule
11.	Inconclusive	CA Right Vocal Cord
12.	Right Vocal Cyst	Right Vocal Nodule
13.	Inconclusive	Right Vocal Cyst
14.	Right Vocal Nodule	Right Vocal Polyp
15.	Right Vocal Nodule	Right Vocal Nodule with Bilateral Sulcus
16.	Right Vocal Polyp	Right Vocal Nodule
17.	Right Vocal Nodule	Right Vocal Nodule with contact lesion on left vocal cord

ACHADOS INTRA-OPERATÓRIOS E VIDEOESTROBOSCOPIA

Os achados intra-operatórios coincidiram com os achados videoestroboscópicos em 84% dos casos (Fig. 47), enquanto a laringoscopia flexível e a rígida coincidiram em 54% e 46%. Em 16% dos casos, houve uma mudança no diagnóstico de uma lesão benigna para outra no intra-operatório. (Tabela 8)

Quadro 8

S.NO	STROBOSCOPIC DIAGNOSIS	INTRA-OPERATIVE DIAGNOSIS
1.	Right Vocal Polyp, Left Vocal Nodule	Bilateral Vocal Nodules
2.	Left Vocal Cyst (2 cases)	Left Vocal Polyp
3.	Bilateral Vocal Nodules	Right Vocal Nodule, Left Vocal Cyst
4.	Left Vocal Polyp	Left Vocal Nodule
5.	Right Vocal Polyp (2 cases)	Right Vocal Nodule
6.	Right Vocal Nodule with Left Contact Lesion	Bilateral Polyps

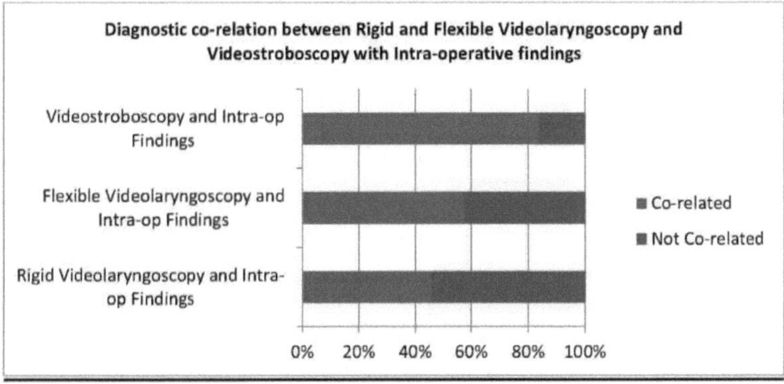

Figura 47

ESTROBOSCOPIA E CORRELAÇÃO HISTO-PATOLÓGICA

Em todos os casos, foi utilizada a histopatologia (HPE) para confirmar o diagnóstico. Esta foi

observaram que o diagnóstico histopatológico estava correlacionado com o diagnóstico estroboscópico em

76% dos casos (38 doentes), em comparação com 44% (22 doentes) e 52

por cento (26 pacientes) de diagnóstico videolaringoscópico rígido e flexível, respetivamente

(Fig. 48)

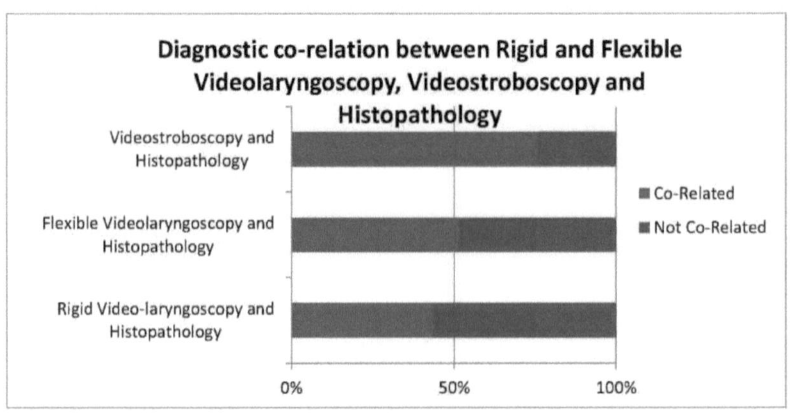

Figura 48

Em 12 dos 50 casos, o diagnóstico não coincidiu com o diagnóstico histopatológico (Tabela 9). Em 5 casos, a estroboscopia não ajudou a diferenciar nódulos vocais de pólipos vocais. Outro caso diagnosticado como cisto vocal à videoestroboscopia revelou hiperplasia pseudo-epiteliomatosa à histopatologia.

Um caso que foi diagnosticado como maligno devido à perda generalizada das ondas mucosas e ao encerramento glótico irregular revelou-se uma leucoplasia sem displasia no exame histopatológico.

Quadro 9

S.NO	STROBOSCOPIC DIAGNOSIS	HPE DIAGNOSIS
1.	Right Vocal Polyp	Solitary Squamous Papilloma
2.	Right Vocal Cyst	Pseudo-epitheliomatous Hyperplasia
3.	Right Vocal Polyp, Left Vocal Nodule	Bilateral Vocal Nodules
4.	Left Vocal Cyst (2 cases)	Left Vocal Polyp
5.	Bilateral Vocal Nodules	Right Vocal Nodule, Left Vocal Cyst
6.	Carcinoma Left Vocal Cord	Left Vocal Cord Keratosis without Dysplasia
7.	Left Vocal Polyp	Left Vocal Nodule
8.	Right Vocal Polyp (2 cases)	Right Vocal Nodule
9.	Right Vocal Nodule	Mild Dysplasia
10.	Right Vocal Nodule with Left Contact Lesion	Bilateral Polyps

A correlação diagnóstica mais elevada entre a histopatologia e a videoestroboscopia foi observada nos casos de malignidade e a mais baixa nos pólipos vocais (Fig. 49)

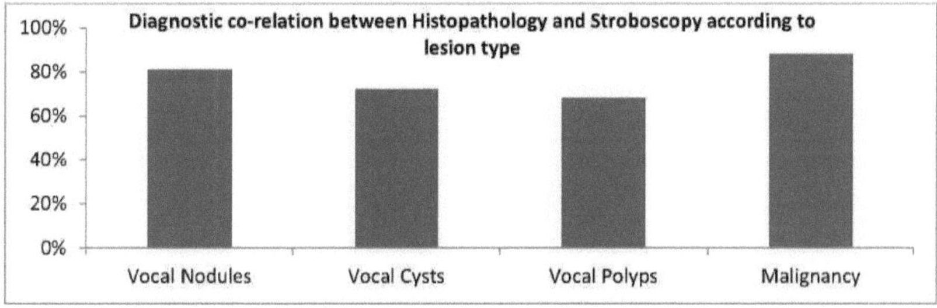

Figura 49

A videoestroboscopia identificou lesões clinicamente malignas em 9 casos, dos quais 8 corresponderam ao exame histopatológico. Um caso diagnosticado como maligno com a videoestroboscopia, devido ao aspeto da lesão e à perda generalizada da onda mucosa, revelou-se uma leucoplasia sem displasia no exame histopatológico. A videolaringoscopia rígida e flexível não conseguiu ajudar a diferenciar as lesões benignas das malignas em 4 e 2 casos, respetivamente. (Fig. 50)

A sensibilidade da videolaringoscopia rígida, da videolaringoscopia flexível e da estroboscopia é de 50%, 75% e 100%, respetivamente, para a deteção de lesões malignas e a especificidade é de 100%, 100% e 97,9%. Assim, a estroboscopia é altamente sensível em comparação com os outros dois exames e ligeiramente menos específica para a deteção de lesões malignas

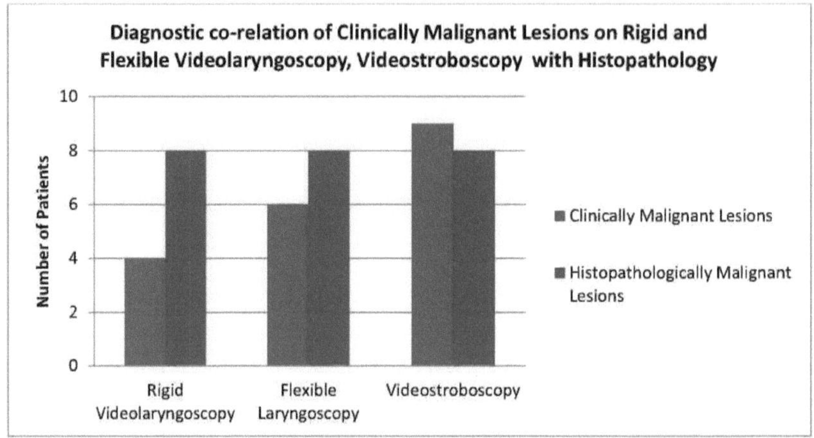

Figura 50

CAPÍTULO 8

DISCUSSÃO

O objetivo deste estudo foi avaliar o papel da videoestroboscopia no diagnóstico das lesões das cordas vocais. O diagnóstico clínico foi efectuado por videolaringoscopia rígida e flexível e por videoestroboscopia. Os doentes foram intervencionados com cirurgia microlaríngea e o tecido retirado foi enviado para exame histopatológico. O diagnóstico clínico efectuado com a videolaringoscopia rígida e flexível e a videoestroboscopia foi então correlacionado com os achados intra-operatórios e o diagnóstico histopatológico final.

O meu estudo incluiu 50 doentes, dos quais 39 eram do sexo masculino e 11 do sexo feminino, com um rácio de homens: O rácio homem/mulher é de 3,5:1, com idades compreendidas entre os 12 e os 82 anos e uma idade média de 47,03 anos. Foi observada uma predominância masculina comparável ao rácio homem/mulher de 1,5:1 noutro estudo. (37)

Todos os doentes apresentavam como queixa principal uma alteração da voz e alguns sintomas associados, tais como dor de garganta, tosse, pigarro frequente, sensação de corpo estranho na garganta, fadiga vocal, irritação da garganta, etc., e a maioria dos doentes apresentou-se no prazo de 1 a 3 meses após o início dos sintomas.

Num estudo relacionado com o perfil clínico da rouquidão da voz, foi referido que todos os doentes tinham alterações na voz e outras apresentações comuns eram tosse, febre e fadiga vocal, por ordem decrescente de frequência. No seu estudo, a duração da rouquidão variou de um dia a cinco anos (média de 3 meses). Metade dos pacientes (50 por cento) apresentou duração de 5 meses, o que é consistente com a apresentação em nossos pacientes, onde cerca de 70 por cento apresentaram dentro de 6 meses. (38)

12 por cento dos doentes eram fumadores e 8 por cento tinham o hábito de mascar tabaco. 14% dos doentes apresentavam sintomas de refluxo gastro-esofágico.

80 por cento dos doentes relataram abuso vocal, dos quais 55 por cento estavam envolvidos em profissões que exigiam uma fala excessiva, por exemplo, ensino, marketing, negócios, etc., o que foi consistente com outros estudos (39) (40).

A laringe foi visualizada por meio de videolaringoscopia rígida e flexível e videoestroboscopia.

Na videolaringoscopia rígida, 21 pacientes tinham lesão à direita, 15 à esquerda e 5 tinham lesão bilateral nas cordas vocais. Considerando as lesões bilaterais como duas lesões, sendo bilaterais em 5 casos, ou seja, 10 lesões, 21 à direita e 15 à esquerda, obtemos um total de 46 lesões que foram identificadas na videolaringoscopia rígida de 70°. Apenas em 41 casos foi possível estabelecer um diagnóstico clínico através da videolaringoscopia rígida. Em 6 casos o diagnóstico foi inconclusivo e em 2 casos não foi detectada nenhuma anormalidade evidente. Em um caso, as cordas vocais não puderam ser visualizadas devido à compressão ântero-posterior da laringe.

Na videolaringoscopia flexível, 22 pacientes apresentavam lesões na prega vocal direita, 17 na esquerda e 8 na bilateral. Em 1 caso não foi possível identificar nenhuma lesão evidente. Foi possível estabelecer um diagnóstico clínico em 4 dos 6 casos em que os achados da videolaringoscopia rígida foram inconclusivos. Assim, um total de 55 lesões pôde ser identificado em 47 pacientes com videolaringoscopia flexível, em comparação com 46 lesões em 41 pacientes usando videolaringoscopia rígida.

Em seguida, foi efectuada uma videoestroboscopia em todos os doentes. O diagnóstico estroboscópico foi efectuado com base nas ondas da mucosa, na amplitude, na simetria e na periodicidade.

Papel da estroboscopia em várias lesões das cordas vocais

As características estroboscópicas dos nódulos incluíam vibração simétrica, mas de amplitude reduzida, ondas mucosas intactas e fechamento em ampulheta. Os pólipos das pregas vocais, a maioria dos quais unilaterais, apresentavam vibração assimétrica e periodicidade variável, dependendo do tamanho e da forma do pólipo, com onda mucosa intacta. O fechamento glótico era variável, ou seja, o fechamento alternava entre dois ou mais padrões; com os múltiplos padrões delineados. Os cistos na lâmina própria da prega vocal apresentaram o maior efeito adverso das lesões não neoplásicas sobre as características vibratórias. A onda mucosa estava ausente sobre o cisto e aperiódica e reduzida sobre o restante da prega vocal. A estroboscopia resultou em uma mudança de diagnóstico em 12 casos, de uma lesão benigna para outra, 9 dos quais corelacionados com os achados intra-operatórios e o diagnóstico histopatológico final. Assim, foi valiosa na discriminação de pequenas lesões benignas, o que foi consistente com os achados de Woo et al (41). As lesões invasivas demonstraram uma perda generalizada da vibração das cordas vocais, estendendo-se à mucosa das pregas vocais adjacentes. No granuloma não houve alteração nas características vibratórias da prega vocal.

Estroboscopia e exame laríngeo de luz constante

O exame estroboscópico foi comparado ao exame laríngeo com metodologia variável em diferentes estudos. No estudo de Woo(41) não é esclarecido como foi efectuada a laringoscopia. Sataloff et al(42) relataram que a videolaringoestroboscopia modificou o diagnóstico em 47% e confirmou diagnósticos incertos em muitos dos outros pacientes estudados. Casiano et al (43) compararam a laringoscopia de luz constante com o exame de luz estroboscópica e verificaram que a videolaringoestroboscopia alterou o diagnóstico e o resultado do tratamento em 14% dos pacientes.

No presente estudo, foi identificado um total de 62 lesões em 50 doentes utilizando a videoestroboscopia, em comparação com 46 lesões em 41 doentes e 55 lesões em 47 doentes utilizando a laringoscopia rígida e flexível, respetivamente. Verificou-se que a estroboscopia era muito útil na identificação de lesões que não podiam ser identificadas com o exame de luz constante. Houve uma alteração do diagnóstico em 17 casos (34%). A videoestroboscopia ajudou a identificar lesões malignas em dois casos que pareciam benignas ao exame da laringe com luz constante. Assim, com a utilização da videoestroboscopia, foi possível identificar uma lesão maligna no pré-operatório, o que não só foi útil no planeamento do tratamento, como também ajudou no aconselhamento pré-operatório do doente. 12 doentes (24%) apresentaram uma alteração no diagnóstico de uma lesão benigna para outra após o exame estroboscópico. Destes, 9 casos (75 por cento) estavam relacionados com os achados intra-operatórios e o exame histopatológico. Em três casos, foram identificadas lesões adicionais com a videoestroboscopia. Em 4% dos casos, a videoestroboscopia foi útil para estabelecer um diagnóstico que era inconclusivo com o exame da laringe com luz constante. Num caso, a estroboscopia revelou nódulos vocais bilaterais que não eram evidentes no exame de luz constante.

Correlação diagnóstica entre a videolaringoscopia rígida e flexível e a videoestroboscopia com os achados intra-operatórios

A videoestroboscopia mostrou uma correlação máxima (84%) com os achados intra-operatórios (durante a cirurgia microlaríngea), o que foi comparável a um estudo de Rosa Hernandez Sandemetrio et al (44), no qual se observou uma correspondência diagnóstica em 90% dos casos.

Correlação diagnóstica entre a videolaringoscopia rígida e flexível e a videoestroboscopia com histopatologia

Todos os doentes incluídos no estudo foram submetidos a cirurgia microlaríngea e o tecido removido foi enviado para exame histopatológico. O diagnóstico histopatológico final foi então comparado com o diagnóstico clínico após exame de videolaringoscopia rígida, flexível e videoestroboscopia. Observou-se que o diagnóstico histopatológico estava de acordo com o diagnóstico estroboscópico em 80% dos casos, em comparação com 56% e 58% dos diagnósticos de videolaringoscopia rígida e flexível, respetivamente. A correlação diagnóstica da videoestroboscopia foi maior para malignidade seguida de nódulo vocal. A videoestroboscopia não conseguiu identificar lesões displásicas, mas foi considerada superior ao exame com fonte de luz constante no diagnóstico de lesões malignas.

<u>**Limitações e valor da videoestroboscopia no diagnóstico das lesões das cordas vocais**</u>

1. O efeito estroboscópico só pode ser produzido se o movimento que está a ser observado for adequadamente periódico; assim, a estroboscopia é tipicamente incapaz de revelar os padrões vibratórios das pregas vocais quando a disfonia excede um nível moderado.(45) 4 doentes não puderam ser incluídos no estudo devido a esta razão.

2. A estroboscopia só pode fornecer uma visualização altamente média do movimento periódico que não é sensível o suficiente para capturar variações ciclo a ciclo na vibração das pregas vocais.(45)

Os sistemas de vídeo-endoscopia de alta velocidade (HSV) podem ultrapassar estas limitações através do registo a taxas de fotogramas muito mais elevadas, independentemente da frequência fundamental do altifalante. A adoção do sistema HSV na prática clínica é um desafio devido ao seu custo relativamente elevado, à gestão e ao processamento de grandes ficheiros de dados, às limitações do tamanho da memória, aos potenciais efeitos térmicos nos tecidos devido às fontes de luz intensas e à escassez de investigação clínica sólida que demonstre que o HSV melhora significativamente o diagnóstico e a gestão dos distúrbios da voz(45).

Assim, mesmo com suas limitações, a videoestroboscopia continua sendo uma ferramenta valiosa para o diagnóstico de lesões nas cordas vocais.

CAPÍTULO 9

RESUMO

Foram estudados 50 pacientes com lesões nas cordas vocais, avaliados por videolaringoscopia rígida e flexível e videoestroboscopia, sendo o diagnóstico clínico posteriormente confirmado por histopatologia. O número total de pacientes diagnosticados com lesão de prega vocal durante o período foi de 50, sendo 39 do sexo masculino e 11 do sexo feminino, e a maioria dos pacientes estava na faixa etária entre 31 e 40 anos.

Todos os doentes apresentavam como queixa principal a alteração da voz e alguns apresentavam dor de garganta, tosse, pigarro frequente, sensação de corpo estranho na garganta, fadiga vocal, irritação da garganta, etc., sendo que a maioria se apresentava no prazo de 6 meses. A maioria dos doentes tinha antecedentes de abuso vocal.

O estudo consistiu na avaliação da lesão das cordas vocais por meio de videolaringoscopia rígida, flexível e videoestroboscopia. Os doentes foram submetidos a cirurgia microlaríngea e o tecido enviado para exame histopatológico. Os achados intra-operatórios e o diagnóstico histopatológico foram então co-relacionados com o diagnóstico clínico obtido por exame laríngeo de luz constante e estroboscopia.

O diagnóstico estroboscópico foi obtido tendo em conta as ondas mucosas, a amplitude, a simetria, a periodicidade e o encerramento glótico das cordas vocais. Foram visualizadas 46, 55 e 62 lesões por videolaringoscopia rígida, flexível e videoestroboscopia, respetivamente. O diagnóstico foi inconclusivo em 6 casos após a endoscopia rígida e em 2 casos após a laringoscopia flexível. Houve uma mudança no diagnóstico em 17 casos (34%) após a estroboscopia. Destes, 2 casos mostraram uma alteração no diagnóstico de uma lesão benigna para uma lesão maligna. 24% dos doentes apresentaram uma mudança de diagnóstico de uma lesão benigna para outra. Em 6 % dos casos, foi identificada uma lesão adicional. Num caso, a estroboscopia revelou nódulos vocais bilaterais que não foram detectados no exame de luz constante. O diagnóstico também pôde ser estabelecido nos casos que foram inconclusivos no exame de luz constante.

Verificou-se que a estroboscopia tinha uma correlação mais elevada (84%) com os achados intra-operatórios do que a videolaringoscopia rígida e flexível. O diagnóstico histopatológico foi correlacionado com o diagnóstico estroboscópico em 80% dos casos, em comparação com 56% e 58% dos diagnósticos por videolaringoscopia rígida e flexível, respetivamente. A correlação diagnóstica da estroboscopia foi mais elevada para a malignidade. Verificou-se que a videoestroboscopia era superior ao exame laríngeo com luz constante na identificação de lesões malignas.

CAPÍTULO 10

<u>CONCLUSÃO</u>

A videoestroboscopia é útil na avaliação das características vibratórias das pregas vocais. A videoestroboscopia pode elucidar uma anomalia das pregas vocais que não tenha sido detectada nos exames de videolaringoscopia rígida ou flexível. Por conseguinte, qualquer doente com problemas de voz em que o diagnóstico não seja claro é um candidato à videoestroboscopia.

A estroboscopia pode distinguir diferentes tipos de pequenas lesões (nódulos, pequenos pólipos, quistos) e indicar o tratamento correto sem demora. Permite-nos, nomeadamente, distinguir entre lesões benignas e malignas. Assim, os resultados da videoestroboscopia podem ser utilizados durante o planeamento cirúrgico e o aconselhamento pré-operatório do doente.

Os achados videoestroboscópicos apresentam uma maior correlação com os achados intra-operatórios e o diagnóstico histopatológico final, em comparação com o exame laríngeo com luz constante. Assim, a videoestroboscopia é útil no diagnóstico exato de uma lesão das cordas vocais.

A videoestroboscopia pode ser reproduzida após a conclusão do exame, para que os doentes possam também ver o exame durante a sua avaliação, e o impacto benéfico da educação dos doentes, no que diz respeito aos resultados finais do tratamento, não pode ser subestimado.

A videoestroboscopia é um complemento valioso para uma história vocal e um exame físico completos.

REFERÊNCIAS

1. Verma P, Pal M, Raj A. Análise acústica objetiva da melhoria da voz após fonocirurgia. Indian J Otolaryngol Head Neck Surg. 2010 Jun;62(2):131-7

2. Standring S. Secção 3 Cabeça e Pescoço. Gray's Anatomy: The Anatomical Basis of Clinical Practice. 39th ed. Churchill Livingstone; 2005. p. 633-7.

3. Sadler TW. Parte 2 Embriologia Especial. Langman's medical embryology. 12ª ed. Lippincott; 2012. p. 278.

4. 4. John E. Skandalakis, Gene L. Colborn, Thomas A. Weidman, Roger S.

    Foster, Jr., Andrew N. Kingsnorth, Lee J. Skandalakis, Panajiotis N.

    Skandalakis PSM. Capítulo 5 Laringe. Skandalakis' Surgical Anatomy (Anatomia Cirúrgica de Skandalakis). Publicações Médicas Paschalidis;

5. Michel Gleeson, George G Browning, Martin J Burton, Ray Clark, John Hibbert, Nicholas S Jones, Valerie J Lund, Linda M Luxon JCW. Volume 2. In: Beasley N, editor. Scott-Brown's Otolaryngology, Head and Neck Surgery. 7ª ed. Hodder Arnold; 2008. p. 2130-44.

6. Clarence T. Sasaki, MD, Young-Ho Kim, MD P. ch 47, Anatomia e Fisiologia da Laringe. In: James B. Snow Jr, MD, John Jacob Ballenger M, editor. Ballenger's Otorhinolaryngology Head and Neck Surgery. 16ª ed. BC Decker Inc; 2003. p. 1090-108.

7. Perry A. Terapia da fala na prática otorrinolaringológica. In: Michel Gleeson, George G Browning, Martin J Burton, Ray Clark, John Hibbert, Nicholas S Jones, Valerie J Lund, Linda M Luxon JCW, editor. Scott-Brown's Otorhinolaryngology, Head and Neck Surgery. 7ª ed. Hodder Arnold; 2008. p. 2216-30.

8. Francisco Pernas, Michael Underbrink, MD , Francis B. Quinn, Jr., M. Lesões benignas nas cordas vocais causando rouquidão. M. Lesões benignas nas cordas vocais que causam rouquidão. Arquivo Quinn Grand Rounds.

9. Robert T Stalanoff, Farhad Chowdhury, Shruti Joglekar MJH. Secção 2 Capítulo 13 Cistos de prega vocal. Atlas de Cirurgia Endoscópica da Laringe. 2011. p. 59-69.

10. Bastian RW. Parte 5 Laringologia e Broncoesofagologia Capítulo 62 DISPOSIÇÕES MUCOSAS DE DOBRA VOCAL BENIGNAS. In: Charles W Cummings, Paul W Flint, Lee A Harkar, Bruce H Hadghey, K Thomas Robins, David E Schuller JRT, editor. Cummings otolaryngology head and neck surgery. 5ª ed., Mosby, Inc.; 2005. Mosby, Inc; 2005.p.859-82

11. Chan R. The importance of hyaluronic acid in vocal fold biomechanics (A importância do ácido hialurónico na biomecânica das pregas vocais). Otolaryngol - Head Neck Surg. 2001 Jun;124(6):607-14.

12. Robert T Stalanoff, Farhad Chowdhury, Shruti Joglekar MJH. Secção 2 Capítulo 14 Nódulos das pregas vocais. Atlas de Cirurgia Endoscópica da Laringe. 2011. p. 69-75.

13. Gregory N. Postma Mark S. Courey Robert H. Ossoff. Parte 5 Laringologia e Broncoesofagologia Capítulo 61 A VOZ PROFISSIONAL. In: Charles W Cummings, Paul W Flint, Lee A Harkar, Bruce H Hadghey, K Thomas Robins, David E Schuller JRT, editor. Cummings otorrinolaringologia cirurgia de cabeça e pescoço. 5ª ed., Mosby, Inc.; 2005. Mosby, Inc; 2005.p.844-858

14. Woodson GE. Parte 5 Laringologia e Broncoesofagologia Capítulo 56 FUNÇÃO LARÍNGEA E FARÍNGEA. In: Charles W Cummings, Paul W Flint, Lee A Harkar, Bruce H Hadghey, K Thomas Robins, David E Schuller JRT, editor. Cummings otolaryngology head and neck surgery. 5ª ed., Mosby, Inc.; 2005. Mosby, Inc; 2005.p.805-12

15. CARDING LMP. volume 2 Capítulo 164 Fisiologia da laringe. In: Michel Gleeson, George G Browning, Martin J Burton, Ray Clark, John Hibbert, Nicholas S Jones, Valerie J Lund, Linda M Luxon JCW, editor. Scott-Brown's Otorhinolaryngology, Head and Neck Surgery. 7ª ed. Hodder Arnold; 2008. p. 2155-62.

16. Michel Gleeson, George G Browning, Martin J Burton, Ray Clark, John Hibbert, Nicholas S Jones, Valerie J Lund, linda M Luxon JCW, editor. volume 2 Capítulo 165 Voz e produção da fala. Scott-Brown's Otorrinolaringologia, Cirurgia de Cabeça e Pescoço. 7ª ed. Hodder Arnold; 2008. p. 20164-2169.

17. McGLASHAN J. volume 2 Capítulo 167 Distúrbios da voz. In: Micheal Gleeson, George G Browning, Martin J Burton, Ray Clark, John Hibbert, Nicholas S Jones, Valerie J Lund, Linda M Luxon JCW, editor. Scott-Brown's Otorhinolaryngology, Head and Neck Surgery. 7ª ed. Hodder Arnold; 2008. p. 2192-206.

18. JULIAN McGLASHAN E ADRIAN FOURCIN. Volume 2 Capítulo 166 Avaliação objetiva da voz. In: Michel Gleeson, George G Browning, Martin J Burton, Ray Clark, John Hibbert, Nicholas S Jones, Valerie J Lund, linda M Luxon JCW, editor. Scott-Brown's Otorhinolaryngology, Head and Neck Surgery. 7ª ed. Hodder Arnold; 2008. p. 2170-85.

19. Samlan RLPRA. Parte 5 Laringologia e Broncoesofagologia Capítulo 56 VISUALIZAÇÃO

DA LARINGE. Em: Charles W Cummings, Paul W Flint, Lee A Harkar, Bruce H Hadghey, K Thomas Robins, David E Schuller JRT, editor. Cummings otolaryngology head and neck surgery. 4ª ed., Mosby, Inc.; 2005. Mosby, Inc; 2005.p.813-24

20. Mehta D, Deliyski D, Hillman R. Commentary on why laryngeal stroboscopy really works: Esclarecendo equívocos em torno da lei de Talbot e da persistência da visão. J Speech, Lang. 2010;53(5):1263-7.

21. Kendall KA. Introdução à Videostroboscopia. In: Katherine A. Kendall RJL, editor. Laryngeal evaluation : indirect laryngoscopy to high-speed digital imaging. Thieme Medical Publishers, Inc; 2010. p. 91-100.

22. Gardner GM. 21 Nódulos de pregas vocais. In: Kendall KA, editor. Laryngeal evaluation : indirect laryngoscopy to high-speed digital imaging. Thieme Medical Publishers, Inc; 2010. p. 183-90.

23. Robert T Stalanoff, Farhad Chowdhury, Shruti Joglekar MJH. Secção 2 Capítulo 15 Pólipos de pregas vocais. Atlas de Cirurgia Endoscópica da Laringe. 2011. p. 76-9.

24. Tan-Geller KWA e M. 22 Pólipos e cistos de pregas vocais. In: Kendall, Katherine A. RJL, editor. Laryngeal evaluation : indirect laryngoscopy to highspeed digital imaging. Thieme Medical Publishers, Inc; 2010. p. 191-9.

25. Robert T Stalanoff, Farhad Chowdhury, Shruti Joglekar MJH. Secção 2 Capítulo 17 Edema de Renkie. Atlas de cirurgia laríngea endoscópica. 2011. p. 91-7.

26. Natasha Mirza, Cesar Ruiz e KAK. 23 Inflamação da Laringe. In: Kendall KA, editor. Laryngeal evaluation : indirect laryngoscopy to high-speed digital imaging. Thieme Medical Publishers, Inc; 2010. p. 200-9.

27. Hirano S. Current treatment of vocal fold scarring. Curr Opin Otolaryngol Head Neck Surg. 2005 Jun;13(3):143-7.

28. Postma GN, Courey MS, Ossoff RH. Microvascular Lesions of the True Vocal Fold. Ann Otol Rhinol Laryngol. 1998 Jun 1;107(6):472-6.

29. Bouchayer M, Cornut G. Tratamento Microcirúrgico de Lesões Benignas das Pregas Vocais: Indicações, Técnica, Resultados. Folia Phoniatr Logop. 1992;44(3- 4):155-84.

30. James A. Koufman, MD, Peter C. Belafsky, MD P. Doenças infecciosas e inflamatórias da laringe. In: James B. Snow Jr, MD; John Jacob Ballenger M, editor. Ballenger's Otorhinolaryngology Head and Neck Surgery. 16ª ed. BC Decker Inc; 2003. p. 1185-217.

31. Barry D, Vaezi M. Laryngopharyngeal reflux: more questions than answers. Cleve Clin J

Med. 2010 May;77(5):327-34.

32.   Nazaneen N. Grant, Lucian Sulica REA, Blitzer e A. 24 Paralisia e Paresia da Laringe. In: Katherine A. Kendall RJL, editor. Laryngeal evaluation : indirect laryngoscopy to high-speed digital imaging. Thieme Medical Publishers, Inc; 2010. p. 211-9.

33.   Bouquot JE, Gnepp DR. Laryngeal precancer: A review of the literature, commentary, and comparison with oral leukoplakia. Head Neck. 1991 Nov;13(6):488-97.

34.   Cunningham SB e LC. 26 Leucoplasia e Neoplasia da Laringe. In: Kendall KA, editor. Laryngeal evaluation : indirect laryngoscopy to high-speed digital imaging. Thieme Medical Publishers, Inc; 2010. p. 226-30.

35.   Isenberg J. Institutional and comprehensive review of laryngeal leukoplakia. Annals of Otology, Rhinology & Laryngology. 2008 Jan 1 [citado 2014 Dez 29];117(1):74-9.

36.   Colden D, Zeitels SM, Hillman RE, Jarboe J, Bunting G, Spanou K. Stroboscopic assessment of vocal fold keratosis and glottic cancer. Ann Otol Rhinol Laryngol. 2001 Apr;110(4):293-8.

37.   Banjara H, Mungutwar V, Singh D, Gupta A, Singh S. Demographic and videostroboscopic assessment of vocal pathologies. Indian J Otolaryngol Head Neck Surg. 2012 Jun;64(2):150-7.

38.   Baitha S, Raizada RM, Singh a KK, Puttewar MP, Chaturvedi VN. Clinical profile of hoarseness of voice. Indian J Otolaryngol Head Neck Surg. 2002; 54(1):14-8.

39.   Ahmed S, Kabir M, Alam A. Benign vocal cord lesions-a study of 25 cases.

40.   Salman Khurshid R, Ahmad Khan M, Ahmad R. Clinical Profile of Hoarseness and its Management Options: A 2 years Prospective Study of 145 Patients. Murthy P, editor. Int J Phonosurgery Laryngol. 2012 Jan;2:23-9.

41.   Woo P, Colton R, Casper J, Brewer D. Diagnostic value of stroboscopic examination in hoarse patients (Valor diagnóstico do exame estroboscópico em pacientes roucos). J Voice. 1991 Jan;5(3):231-8.

42.   Spiegel JR, Sataloff RT, Hawkshaw MJ. Strobovideolaryngoscopy: Resultados e valor clínico. Ann Otol Rhinol Laryngol. 1991 Sep 1;100(9):725-7.

43.   Casiano RR, Zaveri V, Lundy DS. Efficacy of videostroboscopy in the diagnosis of voice disorders. Otolaryngol - Head Neck Surg. 1992;107(1):95- 100.

44.   Sandemetrio RH. Qual a contribuição da estroboscopia no diagnóstico dos distúrbios da voz? Ata Otorrinolaringologica (English Edition) 2010;61(2):145- 8.

45.   Mehta D, Hillman R. Current role of stroboscopy in laryngeal imaging. Curr Opin Otolaryngol head and neck Surg. 2012; 20(6) :429

PROFORMA

Nome: _____________ *N.º de registo:* _____________

Idade: _____________ *Contacto nº:* _____________

Sexo: _____________

Endereço: _____________

Profissão: _____________ *Religião:* _____________

Queixas: _____________

Origem, duração e evolução: _____________

      Principais queixas e duração: _____________

      Gradual/súbito: _____________

      Agravado com constipação e tosse: _____________

      Falar em excesso: _____________

      Variação diurna: _____________

      Voz , fadiga: _____________

      Queixas associadas: Aspiração

                  DRGE

                  Dificuldade respiratória:

      Outras queixas dos associados: _____________

      Outras queixas auriculares ou nasais: _____________

História passada: _____________

História pessoal: _____________

História familiar: _____________

<u>*Medicamentos em uso:*</u>

<u>Exame do paciente:</u>

<u>*ORELHA:Orelha*</u>   *direitaOrelha*   *esquerda*

        TM: *TM:*

<u>*TESTRINES DE FORQUILHA DE AFINAÇÃO*</u>   *:*

       Webers:

<u>*NARIZ:*</u>

<u>*CAVIDADE ORAL E OROFARINGE:*</u>
<u>*LARINGE (LARINGOSCOPIA INDIRECTA/70OVIDEOENDOSCOPIA)*</u>

    Cordas vocais:

    Lado e local da lesão:

    Séssil/pedunculado:

    Tipo de lesão:

    Cor da lesão:

    Superfície da lesão:

        Liso/rugoso

        Presença ou não de lama:

    Resto das cordas vocais:

    Resto da laringe:

        Área interaritenóidea:

        Fossas piriformes:

        Região pós-cricoide:

DIGNOSE PROVISÓRIA:

	STROBOSCOPIC EXAMINATION	
GLOTTAL CLOSURE PATTERN	Anterior or Posterior Gap Hourglass/Spindle Shaped Regular/Irregular Closed Phase	 Absent/reduced/normal/prolonged
MUCOSAL WAVE (RT/LT) in response to changes in pitch and loudness	Symmetry Periodicity/Regularity Degree of Change	Of Amplitude Of Phase Regular/Variable/Irregular Absent/Increased/Decreased
DESCRIPTION OF LESION	Colour Shape Multiple/Single Surface	
VOCAL FOLD OPENING & CLOSING PATTERN (RT/LT)	Range Presence of spasm/tremor	Full/Reduced/Normal/Lag
APPEARANCE OF SUPRAGLOTTIS	False cord medial constriction Antero-posterior Constriction Prominence/Lesion	Right/Left/Both Arytenoid epiglottis approximation
SYMMETRY OF ARYTENOIDS (Vocal Processes and Apices/ Corniculate cartilages)	Sagittal/Coronal/Axial plane	

DIAGNÓSTICO ESTROBOSCÓPICO:

ACHADOS INTRA-OPERATÓRIOS:

DIAGNÓSTICO HISTOPATOLÓGICO:

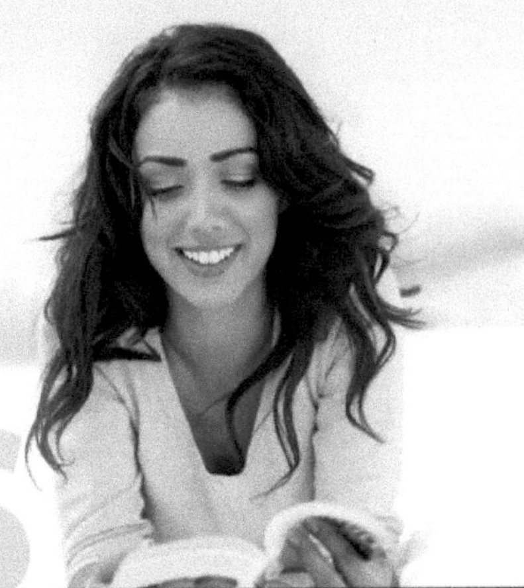

Buy your books fast and straightforward online - at one of world's fastest growing online book stores! Environmentally sound due to Print-on-Demand technologies.

Buy your books online at
www.morebooks.shop

Compre os seus livros mais rápido e diretamente na internet, em uma das livrarias on-line com o maior crescimento no mundo! Produção que protege o meio ambiente através das tecnologias de impressão sob demanda.

Compre os seus livros on-line em
www.morebooks.shop

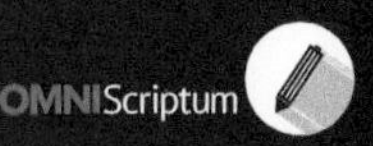

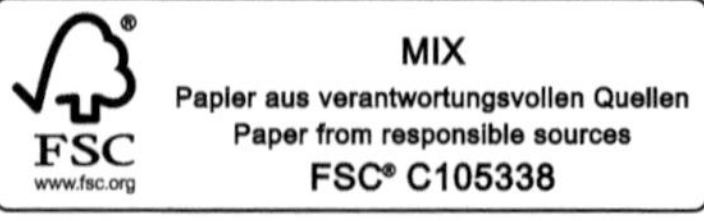

Printed by Books on Demand GmbH, Norderstedt / Germany